荣 获

◎ 第七届统战系统出版社优秀图书奖

◎ 入选原国家新闻出版广电总局、全国老龄工作委员会办公室首届向全国老年人推荐优秀出版物名单

◎ 入选全国图书馆2013年度好书推选名单

◎ 入选农家书屋重点出版物推荐目录（2015年、2016年）

血尿

名医与您谈疾病丛书

学术顾问◎钟南山　陈灏珠　郭应禄　王陇德
葛均波　张雁灵　陆　林
总　主　编◎吴少祯
执行总主编◎夏术阶　李广智
主　　　编◎夏术阶　凡　杰

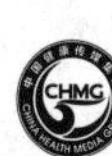

中国健康传媒集团
中国医药科技出版社

内 容 提 要

本书为丛书之一，以问答的形式对血尿的发生原因、临床表现、诊断方法、治疗方法及预防保健等做了详细的阐述，内容深入浅出，文字通俗易懂，科学性、实用性强。本书可供临床医生、患者及家属阅读使用。

图书在版编目（CIP）数据

血尿 / 夏术阶，凡杰主编 .—北京：中国医药科技出版社，2021.1

（名医与您谈疾病丛书）

ISBN 978-7-5214-1897-2

Ⅰ.①血… Ⅱ.①夏… ②凡… Ⅲ.①血尿—防治—普及读物 Ⅳ.① R696-49

中国版本图书馆 CIP 数据核字（2020）第 101255 号

美术编辑 陈君杞

版式设计 南博文化

出版 **中国健康传媒集团** | 中国医药科技出版社

地址 北京市海淀区文慧园北路甲 22 号

邮编 100082

电话 发行：010-62227427 邮购：010-62236938

网址 www. cmstp. com

规格 710 × 1000mm 1/16

印张 5 1/4

字数 58 千字

版次 2021 年 1 月第 1 版

印次 2021 年 1 月第 1 次印刷

印刷 三河市万龙印装有限公司

经销 全国各地新华书店

书号 ISBN 978-7-5214-1897-2

定价 25. 00 元

举报电话：010-62228771

本社图书如存在印装质量问题请与本社联系调换

获取新书信息、投稿、为图书纠错，请扫码联系我们。

《名医与您谈疾病丛书》

编委会

《血 尿》

编委会

主　　编　夏术阶　凡　杰

副主编　王　翔　刘海涛

编　　委（按姓氏笔画排序）

马　坚　尹冰德　刘勇超

肖建涛　陈暮霖　莫　仁

彭景涛　廖　凯

出版者的话

党的十八大以来，以习近平同志为核心的党中央把“健康中国”上升为国家战略。十九大报告明确提出“实施健康中国战略”，把人民健康放在优先发展的战略地位，并连续出台了多个文件和方案，《“健康中国2030”规划纲要》中就明确提出，要加大健康教育力度，普及健康科学知识，提高全民健康素养。而提高全民健康素养，有效防治疾病，有赖于知识先导策略，《名医与您谈疾病丛书》的再版，顺应时代潮流，切合民众需求，是响应和践行国家健康发展战略——普及健康科普知识的一次有益尝试，也是健康事业发展中社会治理“大处方”中的一张有效“小处方”。

本次出版是丛书的第三版，丛书前两版出版后，受到广大读者的热烈欢迎，并获得多项省部级奖项。随着新技术的不断发展，许多观念也在不断更新，丛书有必要与时俱进地更新完善。本次修订，精选了44种常见慢性病（有些属于新增病种），病种涉及神经系统疾病、呼吸系统疾病、消化系统疾病、心血管系统疾病、内分泌系统疾病、泌尿系统疾病、皮肤病、风湿类疾病、口腔疾病、精神心理疾病、妇科疾病和男科疾病等，分别从疾病常识、病因、症状表现、诊断与鉴别诊断、治疗和预防保健等方面，进行全方位的解读；写作形式上采用老百姓最喜欢的问答形式，活泼轻松，直击老百姓最关心的健康问题，全面关注患者的需求和疑问；既适用于患者及其家属全面了解疾病，也可供医务工作者向患者介绍病情和相关防治措施。

本丛书的编者队伍专业权威，主编都长期活跃在临床一线，其中不乏学科带头人等重量级名家担任主编，七位医学院士及专家（钟南山、陈灏珠、郭应禄、王陇德、葛均波、陆林、张雁灵）担任丛书的学术顾问，确保丛书内容的权威性、专业性和前沿性。本丛书的出版不仅是全体患者的福音，更是推动健康教育事业的有力举措。

本丛书立足于对疾病和健康知识的宣传、普及和推广工作，目的是使老百姓全面了解和掌握预防疾病、科学生活的相关知识和技能，希望丛书的出版对于提升全民健康素养，有效防治疾病，起到积极的推动作用。

中国医药科技出版社

2020年6月

序

随着我国经济发展与社会进步，人们对健康的重视程度不断提升，对健康知识的需求日益增长。但是科普读物的数量和种类与普及推广工作还不能满足大众需求，尤其是涉及泌尿外科学、男科学领域。由于受传统思想的影响，对于泌尿外科与男科疾病，有些人不愿因其就医或谈起，以至于延误诊疗，所以泌尿外科与男科学领域的科学普及工作尤其必要，任重道远。

为积极响应国家2030健康中国的宏伟战略，以夏术阶教授为代表的泌尿外科、男科专家团队及时出版了一系列泌尿外科、男科学科普书，具有重要意义。通过科学普及工作让大众了解人体生理特征与疾病的基础知识，及时抓住疾病的预警信号，比如通过读科普书懂得了血尿意味着什么，从而做到及时就医，合理诊治。

泌尿外科与男科学是一门研究泌尿外科疾病以及男性生殖系统结构、功能及其生理和病理过程的学科，涉及疾病广泛。从生理到病理，从诊断到治疗，认识泌尿外科与男科疾病的特点是一个复杂的过程。但是作者们以深入浅出、通俗易懂的文笔，流畅地阐明了相关疾病的病因、诊断、治疗、随访等患者关切的问题。作者们还特别重视从非医学人群中收集大家关心或想知道的疾病相关问题，这使得这套书更具有实用性和可读性。

本套科普书，适应形势，观念较新，注重实用，为推动泌尿外科及男科学知识的普及做出了实实在在的贡献。作者们三易其稿，删繁就简，反复斟酌。可谓：其文简，其义博，其理奥，其趣深，为大众奉上一份饱含心血的读物。因此，向大家推荐此书。

中国工程院院士
中华医学会泌尿外科学分会名誉主任委员
中华医学会男科学分会名誉主任委员

郭应禄

2020年2月26日

前言

一般人都认为，尿液是人体排出的“垃圾”，其实不然，它是人体健康状况的“晴雨表”。人们吃下的食物经过消化吸收，会在血液里形成尿素、尿酸、肌酐、肌酸等“毒素”，只有通过尿液将它们及时排到体外，才不会影响健康。健康的尿液有一些标准，如果尿中带血代表着身体可能出现了危机。但是，并不是所有的红色尿液都是血尿。

本书主要从血尿的一般认识、引起血尿的病因、血尿的伴随症状、血尿相关疾病的诊断与治疗、怎样做好预防保健等方面，对血尿进行详细的介绍。期望本书对读者认识血尿有一定帮助，对患者及其家属在血尿的治疗过程中起到解疑释惑的作用。

本书在编写过程中，得到国内泌尿外科领域众多专家的指导和帮助，他们在百忙之中总结个人临床经验，结合文献检索，介绍诸多血尿相关疾病的诊治方法和进展，并对本书的编写提供了宝贵的意见。对各位编者和出版社为了本书的顺利出版所做的贡献，特表衷心感谢。

由于编者的能力有限，不足之处，恳请读者提出宝贵的建议。

夏术阶　凡　杰

2020年2月

目录

常识篇

病因篇

症状篇

诊断篇

治疗篇

预防保健篇

常识篇

什么是血尿？

血尿就是尿液中带有红细胞的症状，又称尿血。

正常情况下，尿液中是没有红细胞的。医学上把患者尿液离心沉淀后，用显微镜来检查，如果每个高倍视野中有3个以上的红细胞，就叫血尿。

什么是肉眼血尿？

如果眼睛能看出尿呈“洗肉水样”或带血色，甚至尿中有血丝或血凝块，叫作肉眼血尿。用眼睛能看出尿中有血，大约1000ml尿液中起码混入1ml血，这说明血尿较严重，应赶紧查明原因，积极治疗。由于肉眼血尿常常是突然出现的，患者心里十分恐惧、焦虑，常常十分焦急地就诊。患者容易忽视间歇性血尿，在肉眼血尿停止时，患者往往又不急于去就诊，以致延误治疗。

什么是镜下血尿？

若是仅仅在显微镜下查出红细胞，而眼睛看不出来有血的尿，叫作镜下血尿。

什么是特发性血尿？

约10%的血尿患者除经膀胱镜检查发现一侧肾脏有出血外，其他检查包括X线、肾盂造影、B超、CT、尿细胞学检查等均未能明确血尿的原因，临床称这类血尿为特发性血尿。因持续大量出血，可引起贫血、休克或凝血块阻塞输尿管引起肾绞痛而需紧急处理。由于血尿的原因不能确定，给诊断和治疗造成很大的困难。根据文献资料，引起特发性血尿的原因有以下几种。

1.肾小球损害：在一组80例特发性血尿患者中，经肾活检2/3患者有灶性肾小球肾炎，其余1/3有播散性增殖性肾小球肾炎。

2.肾血管异常：在一组42例特发性血尿患者中，21例各种类型血管病变而引起的血尿，多数病例做了外科手术（病因为血管病变），均获得较好的结果。肾血管病变如肾动静脉畸形、动静脉瘘、动脉瘤、肾盂输尿管静脉曲张、肾梗死等都是上尿路出血的重要原因。这些血管病变可引起血流淤滞、组织缺氧、感染、血管破裂、肾盂静脉通道，从而导致血尿。有的学者对特发性血尿产生的原因提出新的解释，认为在肾盏部位的静脉与集合系统中间有一层很薄的隔膜，将两侧分隔开，任何一侧压力增高，都会造成两侧压力不均而引起隔膜破裂出血。

3.微结石：此类结石体积小，密度低，X线平片往往不易发现，肾断层X线片有时可确定结石的存在。

4.坏死性乳头炎：由于糖尿病变态反应、创伤或有毒因子的作用，肾乳头黏膜缺血、缺氧、坏死而引起大量血尿。近年来由于内腔镜技术的发展，特别是可弯输尿管肾盂镜的问世，开辟了特发性血尿的诊断和处理的新途径。在一组32例特发性血尿患者中28例使用可弯内腔镜观察了全部肾内集合系统，发现16例有限局性病变（其中肾乳头血管瘤11例，小血管病变2例，静脉曲张、结石及肿瘤各1例）。另一组12例患者中，9例有限局性出血（其中肾乳头血管瘤4例，小静脉破裂1例，早期移行细胞癌1例）。作者认为血管瘤是特发性血尿的重要原因。可弯输尿管肾盂镜对肾盂及各个肾盏的微小病变均能直接观察，因而比硬的内腔镜更为优越，可作为特发性血尿患者上尿路检查的首选工具。必要时仍应考虑应用DSA等检查，寻找血尿原因。

有少数血尿虽经各种检查，依然不能明确引起血尿的病因，主要是由于受当前的诊断技术水平所限，或是患者不同意接受有创检查，致使一时不能确定诊断，因此，有主张采用“特发性血尿”这一名词用以描述。对不明原因的血尿，应认真检查，定期追踪随访，要慎用“特发性血尿”的诊断，防止造成误诊、漏诊。即使目前是“特发性血尿”的诊断，随着科技的进步和发展，可能有朝一日赋予其真实的病名。

什么是无痛血尿？

无痛血尿是指患者出现血尿症状，但是并没有出现腰痛、腹痛及尿痛等相关疼痛症状。无痛血尿可能是泌尿系统肿瘤早期的表现，必须高度重视。尽管上尿路肿瘤如肾盂癌、输尿管癌诊断通常有一定困难，但是只要患者能够及时就医，医生就一定有办法正确处理，防止肿瘤的进一步发展、减少给患者造成不必要的痛苦。

肉眼血尿提示什么？

肉眼血尿提示尿液中所含血液较多，根据肉眼血尿的定义大致可归为四类：

1.泌尿系统本身病变：如肾盂肾炎、膀胱炎、肾结核等；免疫反应性疾患：如肾小球肾炎、肾病综合征等，泌尿系结石、如输尿管、肾结石等，泌尿系肿瘤：如膀胱癌、肾癌等，外伤、肾梗死、肾下垂、药物和毒物(如磺胺药、庆大霉素、卡那霉素、四氯化碳中毒)等。这种血尿主要由于肾脏血管破裂或毛细血管壁通透性增高所引起。

2.泌尿系统邻近器官的病变：如前列腺炎、精囊炎、急性输卵管炎等；

子宫或直肠肿瘤等，这种血尿大多是炎症波及泌尿系统，引起尿路系统毛细血管通透性增高的结果。

3.全身性疾病：如败血症、急性细菌性心内膜炎、钩端螺旋体病、流行性出血热等感染；血液病，系统疾患如白血病，再生障碍性贫血、血友病、过敏性紫癜、血小板减少症；心血管疾患而来血尿如充血性心力衰竭、肾动脉硬化症、结缔组织疾病如全身性红斑性狼疮、结节性多动脉炎等。根据临床观察，肉眼血尿以泌尿系统的肿瘤、结核和结石最为多见。遇到血尿患者应结合临床情况，确定出血部位、明确出血原因。

4.运动性血尿：系指健康人在剧烈运动后骤然出现的一过性血尿。它与运动强度过大，运动量增加过快，身体机能情况下降关系密切。它经临床检查，化验检查及特殊检查找不到其他异常的变化及原因。运动性血尿多数表现为镜下血尿，少数呈肉眼血尿，一般运动后不伴随其他 异常症状和体征，仅感疲劳乏力。运动中止后，血尿迅速消失，一般不超过3天，预后良好，对身体健康无影响。出现运动性血尿，可作为不适应运动负荷或身体机能情况下降的信号。

镜下血尿提示什么？

轻度的血尿，尿中红细胞虽然增多，但肉眼观察正常，仅在显微镜下才能看到，称镜下血尿。镜下血尿是指肉眼无法判断，而只能通过尿沉渣法检查尿液结果来判断：高倍镜下红细胞数大3个或者细胞定量计数>5个/μl。可以通过判断镜下血尿红细胞的大小、形态来判断血尿的来源，比如镜下红细胞大小不一、形态多样多为肾小球性血尿，见于肾小球肾炎；如镜下红细胞形态单一，与外周血近似，为均一型血尿，提示血尿来源于肾后，见于肾盂肾盏、输尿管、膀胱和前列腺病变。

镜下血尿虽然肉眼看不到，却不一定没有问题。首先要了解是症状性的还是无症状性的。

有症状性镜下血尿：有些症状多不典型，如发热、乏力；有些症状往往具有诊断导向性，如腹痛（结石）、浮肿（肾病）、少尿（急性肾炎）。

无症状性镜下血尿：很少合并明显肾脏疾病，常为一过性的，简单做一下除外性检查，不必做过于复杂的检查，密切地随访观察却有必要。

患者的家族史对于分层分析镜下血尿患者很重要，是否有家族性血尿或肾病损害病史，是否有家族性听力或视力异常病史，是否合并蛋白尿，即使没有任何其他症状，镜下血尿合并蛋白尿要引起对肾小球的关注。

要至少对患者进行两次尿沉渣显微镜检分析，以确定患者每高倍镜视野是否存在2~5个或＞5个红细胞，且这些红细胞与月经、运动、创伤或性生活是否相关。若发现棘形红细胞或红细胞管型则提示其为肾小球源性，同时可能伴随蛋白尿或血清肌酐水平升高。在无明显肾小球源性病因的患者中，建议对所有患者进行泌尿系统评估，其中包括尿道影像学检查（CT更佳）；对有膀胱癌危险因素或＞40~50岁的患者，建议进行膀胱镜检查和尿细胞学检查。

初始血尿提示什么？

排尿过程中，血尿出现的时间可以提示出血的部位。初始血尿，即排尿开始时尿内有血，以后逐渐转为清亮，常因尿道或膀胱颈病变所致。需注意的是，如果血由尿道外口流出和尿液不相混合，是尿道溢血，是尿道口损伤的重要征象。

终末血尿提示什么？

终末血尿是指排尿要结束时才出现的血尿，其病变部位可能在膀胱三角区、膀胱颈部或前列腺部尿道。这是由于排尿结束时膀胱收缩，挤压出最后一些尿液，并带出一定量的红细胞。因此终末血尿往往与膀胱三角区、膀胱颈部或前列腺部尿道病变相关，如前列腺炎、精囊炎等。

全程血尿提示什么？

全程血尿是最常见的一种血尿，即由排尿开始至终末均为血色尿液，三杯皆浑浊或出现血尿，提示病变部位在膀胱或膀胱以上部位，如肾盂肾炎，肾小球炎等。

血尿：如三杯尿呈均匀血色，镜检都有大量红细胞，多见于肾结核、肾结石、肾炎等；仅有前段血尿者，见于尿道损伤、肿瘤、前列腺炎以及肉阜等；仅有后段（第三杯）血尿者，见于急性膀胱炎、膀胱结石或肿瘤、前列腺病变等。

脓尿：如三杯尿均呈浑浊，镜下全程有大量脓细胞，多见于输尿管炎、肾盂肾炎、肾脓肿、肾积脓、肾肿瘤合并感染、泌尿生殖系邻近器官或组织的脓肿向尿路穿破等；脓尿仅见于第一杯者，见于急性、慢性前尿道炎；仅有终末脓尿者，见于前列腺炎、精囊炎、后尿道炎等。

无痛血尿提示什么？

很多人出现了临床称为“无痛血尿”的症状，往往忽视及时就诊，其实这可能是泌尿系统肿瘤的早期表现！因为“无痛血尿”常常是肾盂癌、输尿管癌和膀胱癌的早期症状。膀胱癌比较容易诊断，只要做B超、CT和膀胱镜多数能够很清楚地发现膀胱有占位，再经过活检就能在病理水平进行明确诊断。但是，“无痛血尿”如果是由肾盂癌、输尿管癌引起的诊断就比较困难。因为输尿管癌、肾盂癌出血时，肿瘤往往很小，而且由于输尿管只有4~7mm宽，B超、CT和膀胱镜无法看到。这时，必须使用输尿管镜或者输尿管软镜进行活检，方可进行诊断。

血尿都是鲜红色吗？

血尿在临床上非常多见，但并不是尿液呈红色就是血尿，也不是尿色正常就可以排除血尿。血尿在医学上的界定标准是指：离心沉淀尿中每高倍镜视野≥3个红细胞；或非离心尿液超过1个；或1小时尿红细胞计数超过10万；或12小时尿红细胞计数超过50万，均示尿液中红细胞异常增多，也就可以称为血尿。有些血尿肉眼就能看见，而有些却只能在显微镜下才能看得见。但值得注意的是，并非红色的尿液就是血尿。发现“红色尿”后，首先要分清是真性血尿还是假性血尿。有些药物可以引起红色尿，如退烧药氨基比林、抗癫痫药物苯妥英钠、抗结核药利福平等等，这些要与真性血尿区别。血尿的主要表现是尿颜色改变，但并不是所有血尿都是鲜红色的，比如镜下血尿颜色就是正常，而其他血尿颜色因出血部位以及症状各不相同，比如肾脏出血时，尿与血混合均匀，尿色呈暗红色；而膀胱或前列腺出血尿色往往鲜红，有时会伴有血凝块。出血较少时，尿会呈淡红色像洗肉水一样，往往提示每升尿中含血量超过1ml。

血尿是怎么形成的？

血尿的原因很多，也比较复杂，局部的疾病和全身性的疾病都会引起血尿。从大的分类上来说可以分成三大类型。

第一大类是泌尿生殖系统本身的病变：肾脏、输尿管、膀胱、前列腺、尿道等部位，出现炎症感染、长了结石、肿瘤、受了外伤，或者有先天性的畸形，都会出现血尿，例如急慢性肾小球肾炎、急性膀胱炎、泌尿系统结核等炎症感染性疾病；肾脏、输尿管、膀胱等部位的结石移动时会划破尿路上皮从而引起血尿；泌尿系统任何部位的恶性肿瘤侵犯正常组织也会引起血尿；交通事故中肾脏、膀胱如果受到暴力损伤也会有血尿；还有多囊肾、胡桃夹综合征现象等遗传学疾病或畸形(血管先天畸形，左肾静脉在腹主动脉和肠系膜上动脉之间受到挤压，引起顽固性镜下血尿甚至肉眼血尿)也会出现血尿。

第二大类是全身性疾病：这个很好理解，比如血小板减少性紫癜、血友病、白血病等全身出血性疾病容易累及泌尿系统；一些风湿免疫性疾病，如系统性红斑狼疮、皮肌炎、硬皮病等经常累及肾脏引起镜下血尿甚至肉眼血尿；一些过敏、药物、毒物导致全身反应也会在泌尿系统有所表现，可能出现血尿。

第三大类就是泌尿生殖系统邻近器官的病变：这属于“城门失火、殃及池鱼”，例如子宫、阴道或直肠的肿瘤侵犯到尿路时也会出现严重的血尿。

还有一种情况，就是生理情况下也会出现血尿，例如剧烈运动后会出现镜下血尿，但这种属于一过性的，充分休息后复查，血尿多会消失。

但是，有大约10%的血尿患者，在进行了各种详细的检查后，仍然无法明确病变的部位和病因，我们称之为“特发性血尿”。这部分患者有些是因为疾病处于早期无法检出，通过长期的密切随访会找到病因，也有一些确实不是全身或局部的病理改变引起。因此，特发性血尿的患者，既不用杞人忧天，也不能掉以轻心，要定期复查。

血尿中是否可能存在血块？

当尿液中出血较多，又未及时排出体外时，血液会发生凝固形成血凝块。

血尿中的血块是如何形成的？

大量血尿或者伴有尿路梗阻时，尿道中的血未能及时排出膀胱而产生凝聚，从而形成血块。血尿中带有血块，往往提示较为严重的泌尿道疾病。因此患者出现有血凝块的血尿时，在排除梗阻后应多喝水或者膀胱冲洗尽快排出血尿，否则尿中血液凝集成块，容易堵塞尿路造成尿潴留等并发症。

血块的形状能提示出血的位置吗？

尿中有血块表明病灶局部有大量的出血，多半可以找到出血部位。血块的形状对了解出血部位有一定的意义，如出血来源于膀胱和前列腺，其血块无一定的形状；如果血块呈蚯蚓状，有时还伴有腰部疼痛，说明血块来自上尿路，这是因为源自肾脏和输尿管的血液，在经过输尿管时形成细条状凝血块。

血尿会导致失血性休克甚至死亡么？

较为严重的血尿，如前列腺术后出血引起的血尿等，如不能有效止血，长期大量出血会引起贫血、感染，甚至休克死亡，因此发现血尿应积极治疗干预。

如果患者血尿明显，甚至血色素下降很快，此时必须积极地止血，甚至输血治疗，把血尿控制住，病情平稳以后再进一步查因。当然，有些血尿需要外科手术及时干预处理才能解决，例如膀胱或前列腺表面一些动脉性的出血，因此在维持生命体征平稳的同时要及时果断的手术治疗。

但临床上绝大部分患者的血尿没有这么严重，多是一过性的，或者是淡红色的，此时应该把重点放在查因上，同时多饮水、口服止血药对症处理。等到明确病因后再进一步做更有针对性的治疗。

病因篇

运动后血尿是什么原因？

运动前患有慢性隐匿性肾脏疾病，如泌尿系统结石、肾小球肾炎、泌尿系统感染等疾病，运动使结石滑动刺伤泌尿器官的黏膜而出血；运动加重了原有的炎症及感染程度，造成出血等。这些虽然也是运动后发生血尿，但其主要原因是原来就有病理改变，只是运动诱发出症状，故血尿还是由原来疾病引起。这类血尿患者需要停止运动，治疗原有疾病，等疾病治愈后再进行运动就不会发生血尿了。

运动性血尿是发生在泌尿系统没有任何病理改变而完全健康的人身上。即：①正在训练的运动员或健康人在运动后即刻出现血尿，其明显程度与运动负荷和运动强度的大小有密切关系。②男运动员多见，尤以跑跳和球类项目运动员多见。③出现血尿后若停止运动，则血尿迅速消失，在绝大多数情况下再运动后24小时至3天内中尿中的红细胞即完全消失。 ④除血尿外，其他的检查均正常。

运动型血尿的原因主要是由于运动中肾脏剧烈震动或打击使之发生创伤，这种创伤可使肾脏血管破裂而出现血尿。如拳击运动后，大约有28%的人出现血尿，就属这一种。有些运动项目发生肾创伤的可能性很小，如划船运动，但运动后也会出现血尿，其发生的原因可能是运动时全身的血液分配进行了调整，肾脏的血液流量减少，肾小球的滤过率降低，越是剧烈运动，流经肾脏的血液量越少，而大量的血液流向身体活动的部位，如心、肺及肌肉，以便进行剧烈的运动。肾脏血流量减少，肾小球缺血、缺氧而通透性增加。同时，血液中乳酸增加，也使肾小球的通透性增加。另外，运动时肾脏血液循环障碍而发生淤血，也会使肾小球通透性增加，红细胞便可通过血管壁进入尿中，出现血尿。长跑运动及长时间直立体位下运动可使肾下垂，肾静脉回流受阻，肾淤血，也可造成血尿。

总结运动型血尿的特点：血尿在运动后即刻出现，血尿的严重程度与运动量和运动强度大小有密切关系；除尿血外，一般没有其他症状和异常情况；血液化验、肾功能检查、腹部X光照相及肾盂造影等项检查均属正常；出现尿血后立即停止运动，绝大多数在3天内血尿停止。如果不具备上述特点，即使是运动后出现血尿，也不属于运动性血尿，须另当别论。

蚊虫叮咬会导致血尿吗？

蚊虫是很多传染性疾病的媒介，比如登革热和登革出血热主要是受登革病毒感染的蚊虫叮咬后传播。人类对这种病毒普遍易感，只要在热带及亚热带地区多发。因为由蚊虫传播，故流行具有一定季节性，一般每年5~11月，高峰在7~9月。由于感染登革病毒后会导致包括肝脏、肾脏、脑等器官损害，全身血管也会受损，典型的临床表现为发热、皮疹、出血、淋巴结肿大等，严重者可有精神异常，甚至休克。其中出血表现为全身不同部位、不同程度的出血，包括皮肤出血、鼻出血、血尿、便血，甚至颅内出血等。

性生活后血尿是什么原因？

性生活后或性生活后次日清晨血尿都应考虑男性生殖系统的问题。男性泌尿道及生殖道在男性尿道前列腺部汇合于尿道形成共同的通道并通向体外，射精后血尿可能由于男性生殖道产生的血液流出至尿道，与尿液汇合排出体外所致。男性生殖道包括射精管、精囊、输精管、附睾及睾丸，所以精囊炎、精囊结石、睾丸附睾炎均可导致血精及射精后血尿，部分年轻患者可因前列腺囊肿，老年患者血精或射精后血尿应警惕前列腺恶性肿瘤。血精或射精后血尿最常见病因为精囊炎，所以合理规范的抗生素治疗常常有效，患者同时应改变生活方式如暂停饮酒及辛辣食物，短期内禁欲（一般2~4周）。

食物会引起血尿吗？

食物会引起尿色改变，但一般不引起血尿，食物引起的尿色改变大部分属于正常现象，是因这些食物固有的颜色经肝脏或肾脏代谢排泄到肠道或膀胱中，使粪便或尿液染色，因此不影响患者健康，比如胡萝卜可以使尿液变为橙色，红心火龙果、甜菜会使尿液变红。

药物会导致血尿吗？

肾脏是人体重要的代谢器官，人体服用或静脉滴注的大多数药物进入血液后，最终会通过肾脏排泄出去。因此，有些药物在与肾脏接触期间，可直接损伤肾脏的滤过屏障(肾小球滤过膜)和回吸收系统(肾小管)，或使得肾脏内的小血管强烈收缩，引起肾脏的局部组织缺血、坏死等，进而产生血尿，这种血尿常见于儿童，这些药物具有肾毒性，如庆大霉素、卡那霉素、链霉素等可引起血尿。有些药物如保泰松、多黏菌素、磺胺类等通过免疫机制引起间质性肾炎，表现为血尿、尿少、腰痛、腹痛、皮疹等。为此，当小儿出现血尿时最好尽早上医院就诊，以免出现误诊。还有常应用于老年人高血压心脏病等疾病的抗凝抗血小板药物，如长期服用也引起血尿的可能，如阿司匹林。

事实上磺胺、水杨酸类药物、喜树碱、环磷酰胺等药物所致的过敏或毒性反应，临床上都可表现为血尿。

药物会影响尿液颜色吗？

许多药物可引起尿液颜色发生改变。使尿液变黄的：复方黄连素片，米帕林，复合维生素B，四环素，维生素B_2，利福平，磺胺嘧啶，呋喃唑酮片，一粒丹，复方大黄片等。使尿液变赤黄或棕色的；呋喃妥因，奎宁，伯喹，磺胺类药物。使尿液变红的：氨基比林，酚肽片，苯妥英钠，利福平，盐酸氯丙嗪片。使尿液变绿色的：吲哚美辛片，亚甲蓝，阿米替林。使尿液变暗黑色的：甲硝唑栓，甲基多巴，左旋多巴，异烟肼，山梨醇铁。使尿液变棕黑色的：非那西丁，奎宁。

口服抗结核药物会导致血尿吗？

目前第一线抗结核药物有异烟肼、利福平、吡嗪酰胺、链霉素、乙胺丁醇。治疗结核，6个月即可将结核分枝杆菌消灭。异烟肼的主要毒性反应为周围神经炎与肝炎，可引起精神兴奋、感觉异常、视神经萎缩，少数患者可出现脑病、抽搐。利福平一般不良反应轻微，偶可引起恶心、呕吐，皮肤症候群多发生于用药早期，肝炎的发病率约为1%，少数患者可发生血小板减少、紫癜，个别患者于间歇用药或不规则用药时，发生急性肾功能衰竭、少尿或无尿。应用利福平时，尿液及体液可变为红色，过量时甚至可使皮肤变红。吡嗪酰胺小剂量应用肝脏毒性并不显著，但其代谢产物会抑制尿酸的排泄，使体内尿酸增高，引起关节疼痛。链霉素的主要不良反应是对第Ⅷ对脑神经的影响，出现眩晕如及时停药尚可恢复，耳聋则往往为永久性。乙胺丁醇主要毒性为球后视神经炎。所以一般口服抗结核药物不会导致血尿，但是会出现尿液变红，需要做尿液分析、肝肾功能等检查进一步鉴别。

子宫内节育器置入后血尿是什么原因？

宫内节育器在放置时发生子宫穿孔属常见并发症，发生率在0.2~9.6/1000。子宫穿孔、移位可发生于放置后的任何时间。节育器异位于膀胱可引起间断血尿，长时间作用可引发膀胱结石甚至膀胱鳞状细胞癌。节育器异位于膀胱的原因可能是未查明子宫位置，操作粗暴，器械设计缺欠，放置时间过长、过深及多次妊娠或引产。确诊节育器异位后，应经腹（包括腹腔镜）或经引道将节育器取出。

留置导尿管会引起血尿吗？

留置尿管会引起血尿的发生，留置尿管引起的血尿主要有以下三大因素。

1.患者本身因素：患者在排尿不畅、排尿困难、尿潴留甚至下尿路梗阻致肾功能不全的患者需留置导尿，其中包括尿道狭窄、前列腺增生、尿道结石等患者，给予留置导尿管时易损伤尿道黏膜而导致血尿发生，严重时甚至可能导致假道而大量出血。存在出血及凝血机制异常的患者在无明显梗阻的情况下导尿时容易损伤尿道黏膜而致血尿发生。留置尿管的患者在精神过度紧张或意识不清不能够自主控制行为时，易将带有气囊的尿管自行拔出，导致气囊将后尿道撕裂致大量出血。

2.护理操作因素：护理人员选择尿管不当，对各种导尿管的特点不熟悉，对患者的有关疾病不了解，解释不够，操作时动作粗暴、润滑不够、尿管插入深度不到位等都会引起血尿。

3.其他因素：长期卧床患者留置导尿管，由于分泌物、微生物的作用及家庭护理不当，在尿量减少，pH偏高或降低时易引起尿液中的某些物质沉积于尿管，尤其管内的气囊部分常有坚硬的结石样物质沉淀附着于表面，导致拔管时损伤尿道表面而引起血尿。

输尿管结石术后为什么仍有血尿？

输尿管结石手术治疗的术式有很多，常根据结石的位置、大小及手术医生的擅长决定手术的方式。随着科技与医疗技术的飞速发展，输尿管结石手术治疗方式由以往的开放手术变为如今的微创手术为主。输尿管结石分为上段、中段及下段结石，输尿管上段结石手术方式有腹腔镜下输尿管切开取石术、经皮肾镜取石术及输尿管镜下碎石术；中下段结石手术方式一般考虑行输尿管镜下碎石术，碎石设备一般采用钬激光，也可采用气压弹道碎石机。目前，国内输尿管结石手术后常规留置双J管以利于引流上尿路积水，以及预防结石嵌顿处狭窄。在留置双J管期间，由于双J管与输尿管黏膜的摩擦导致肉眼血尿，生活与工作当中活动增加使血尿加重。这种情况所致的血尿只要减少活动并多饮水，血尿就会明显减轻，不必过于担心。如果出现大量血块或合并腰痛则需要到医院诊治。

为什么肾结核行肾切除术后仍有血尿？

肾结核行肾切除术的患者在手术前后均需配合抗结核杆菌药物治疗，肾切除前应用药物治疗2~3周。肾结核行肾切除后，如果膀胱病变严重，黏膜有广泛溃疡或膀胱挛缩，则仍有慢性膀胱炎的症状（即逐渐加重的尿频，有尿痛、尿急和尿血），终末血尿是因为排尿膀胱收缩时，膀胱结核性溃疡出血所致。晚期结核患者，排尿极为痛苦。根据国内统计，77.6%的患者有尿频、尿急、尿痛等膀胱炎症状，67.8%的患者有血尿。结核病的中毒症状如发热、盗汗或肾区疼痛在肾结核中常不明显，不能因为只有膀胱刺激症状而无结核中毒症状而误认为是泌尿系感染，需要进一步寻查慢性膀胱炎的原因。

静脉化疗会导致血尿吗？

静脉化疗主要是通过静脉输液的方式进行，是一种全身性的化疗，不良反应会比局部化疗大。烷化剂类抗肿瘤药物，如噻替哌、白消安、环磷酰胺等可能会导致血尿。当膀胱与含有这些高浓度物质的尿液长期接触时，会导致膀胱黏膜急性或慢性损伤，引起化学性炎症，造成出血。而环磷酰胺本身虽对膀胱无任何作用，但其代谢产物，引起出血性膀胱炎。

先天性肾血管畸形（动静脉瘘、血管瘤）会引起血尿吗？

先天性肾血管畸形是指由于肾血管在胚胎发育过程中的异常，造成双侧肾脏的动静脉主干及分支在起源数量、引流方向上的异常，从而引起一系列的病理损害。近年来，随着影像诊断学，尤其是介入放射诊断方法的迅速发展，肾血管造影术被广泛应用，先天性血管畸形的临床病例报道越来越多，其诊断率也明显提高，其在临床上常有血尿表现。

1.先天性肾动脉瘤：典型症状是疼痛、血尿和高血压，同时可有腹部杂音。绝大多数动脉瘤无临床症状。由于血流动力学的改变，动脉瘤可以增大或钙化。静脉肾盂造影检查显示排泄延迟。彩色多普勒、肾动脉造影亦有诊断价值。另外，如果锝99m-红细胞血池显像呈局部高浓集影，而锝99m-葡萄糖酸钙肾显像经浓集区却呈局部缺损灶，则对诊断肾动脉瘤有定性意义。

2.异位血管及副血管：对有血尿、慢性肾盂肾炎久治不愈或伴有腰部不适或疼痛的患者，B超显示输尿管梗阻者，亦应考虑是否有异位血管及副血管的可能性。肾副血管多见于输尿管的前方或输尿管肾盂的连接处附近，可压迫输尿管而出现绞痛。

3.先天性动静脉瘘：按临床症状可分为静脉曲张型和动脉瘤型。①静脉曲张型：较多见，瘘口相对较小，绝大多数无症状，多数患者可有腰肋疼痛，曲张的瘘管出现破裂时可有血尿。输尿管、尿道常因血凝块堵塞而出现尿频、尿急、尿痛、排尿困难。②动脉瘤型：瘘口较大，动静脉分流量大，除原发病表现外，可伴充血性心力衰竭、血压增高等。50%患者静脉肾盂造影见肾实质有缺损。先天性动静脉瘘常位于肾脏中央近肾门处，显示成团卷曲的血管，使动脉增粗，肾静脉早显，甚至下腔静脉也在动脉期显影。

4.“胡桃夹”综合征：是引起血尿的少见病因之一。左肾静脉在肠系膜上动脉和腹主动脉之间受压称前“胡桃夹”现象，而左肾静脉走行于腹主动脉后称后“胡桃夹”现象。在这种情况下，左肾静脉延长，肾静脉受压，肾静脉内压力升高导致侧支静脉发展，表现为肾盂和输尿管周围静脉曲张，左肾出血。临床表现为镜下血尿或肉眼血尿呈周期性发作。

不明原因的顽固性血尿与胡桃夹综合征有关系吗？

胡桃夹综合征的患者表现为直立性血尿，就是血尿出现在身体直立时，平卧后消失，有时合并左侧腰痛及蛋白尿，多见于身材瘦高的青少年。患者的左侧肾血管被压迫，左侧肾血液不易回流引起顽固性血尿，严重时引起蛋白尿，损害左侧肾功能。要明确胡桃夹综合征，首先必须排除肿瘤、结石、感染、畸形和肾小球疾病等疾病，多普勒B超检查患者仰卧位、直立位、右侧卧位时左侧肾静脉有无扩张及扩张的程度可提示胡桃夹综合征，左侧肾静脉造影可以确诊。大部分儿童患者预后较好，长大成年后血尿会自行好转。对于长期严重血尿、腰痛的成年人，且保守治疗无效，可考虑行左侧肾静脉分流术。

肾下垂导致血尿的原因是什么？

由于肾脏下垂，活动幅度增大，当患者行走时，肾脏上下震动，可使肾脏的血管受到牵拉，甚至扭曲，引起肾脏淤血，诱发血尿，多为镜下血尿。肾下垂，就是肾脏的位置比正常低，一般多发生在20~40岁瘦高体型的女性，因为右侧肾脏上面是肝脏，而左侧肾脏位置本来就比右侧肾脏高，所以多发生在右侧。肾下垂如果没有症状仅仅体检发现，不需要进行治疗。如果出现尿频、尿急、腰酸胀疼痛，或者恶心呕吐及腹泻，甚至反复血尿则需进一步治疗。诊断肾下垂，可通过在平卧位和直立位行彩超、静脉肾盂造影检查明确肾脏位置，并根据检查可分为Ⅰ、Ⅱ、Ⅲ度肾下垂。肾下垂可以通过锻炼腰腹肌，提高腹压以抗阻肾脏的下垂。也可使用一些提高蛋白合成的药物如苯丙酸诺龙等。

锻炼腹肌可做仰卧起坐、直腿高举等训练。另外也可以使用肾托、围腰兜带。如出现反复严重肉眼血尿、泌尿道感染及肾积水时，可考虑行肾悬吊固定术，决定手术时应慎重。

泌尿系结石为什么会导致血尿？

人的尿液是在肾脏里生成的，经过肾盂、输尿管、膀胱、尿道排出体外，凡是泌尿系统中任何部位的损伤、炎症、肿瘤等都会引起血尿，血尿可病发于泌尿系统的任何部位，因此在治疗中必须首先查明病因，才能制定有效的治疗方案。泌尿系结石对身体的危害由“轻”到“重”。轻者仅引起一些肾区或腹部胀痛不适等症状，结石移动通常引起肾绞痛和血尿。重者因结石较大、多发或结石位于尿路内过久，导致尿液流出受阻，出现尿路感染和输尿管肾盂积水，肾功能损害。泌尿系结石引起的血尿，缘由结石的活动致使肾盂、输尿管、膀胱及尿道黏膜破毛细血管破裂出血，少量出血即可见尿液变红，部分患者仅为显微镜下血尿，出血较多时可产生血块。没有移动的肾结石不一定导致血尿，尤其是肾下盏的结石。

肾结石会导致血尿吗？

为什么有的肾结石患者有血尿，而有的肾结石患者却没有血尿？肾结石包括肾盂结石和肾盏结石。肾盏结石，尤其下盏结石由于重力的原因相对固定，一般不会出现肉眼血尿，部分患者显微镜下也无血尿。而肾盂结石常常导致肾盂出口梗阻、合并感染，患者经常可见镜下血尿甚至肉眼血尿。有时因患者剧烈活动，结石与肾盂肾盏黏膜摩擦可导致血尿，同时有不同程度的腰痛，所以活动后腰痛且出现血尿就应该首先考虑肾结石移动或者肾结石坠入输尿管的可能。

肾癌会导致血尿吗？

肾癌亦称肾细胞癌，占所有肾肿瘤的76%~86%，发病率为3/10万~5/10万，发病年龄多在40岁以上，20岁以下很少发生，男女比例约为2∶1，常为单侧。多为体检时发现。肾癌的病因尚不清楚，高危因素包括吸烟、接触致癌物、病毒感染等，有家族发病倾向。肾癌症状多变，容易误诊。早期主要表现为无痛性、间断发生的全程肉眼血尿，间歇中可以没有肉眼可见血尿，但仍有镜下血尿。血尿间歇时间随病程延长而缩短。当出血多时可能形成血块，因血块常在输尿管内凝集形成，故多为条状。肿瘤肿胀牵扯肾包膜会引起钝痛，血块通过输尿管可引起肾绞痛。位于肾下极的肿瘤易触及，光滑、质地硬，有压痛，可随呼吸活动。当肿瘤与周围脏器或肌肉黏连时，则完全固定不易活动。当肾癌出现血尿时，说明肿瘤已经侵入肾盂或肾小盏。血尿的程度常与肿瘤的大小无关。典型的肾癌有三大症状（即血尿、疼痛和肿块），出现时多已是晚期，因此其中任何一个症状出现都应引起重视。

多囊肾会导致血尿吗？

多囊肾是肾脏的皮质和髓质出现无数囊肿的一种遗传性肾脏疾病，主要特征表现为双肾出现无数大小不等的液性囊泡，囊肿进行性长大，破坏肾脏的正常结构和功能，最终导致肾衰竭。临床症状和体征，主要包括高血压、血尿、腰部疼痛不适、腹部包块及肾功能损害等。约有2/3(64%)的成人型多囊肾患者表现有镜下或肉眼血尿。血尿的发作大多与泌尿系感染和与解剖学异常有关的肾囊泡破裂相关。血尿发作持续短暂，经保守治疗，如休息、应用抗生素，血尿可得到控制。肾结石的发生也很常见，在多囊肾患者中占20%。肉眼血尿虽然常见，但应警惕是否合并有其他疾病，如女性患者，血尿合并排尿困难、耻骨上不适可能是膀胱炎；男性患者，急性前列腺炎可表现为血尿合并腰痛、发热。在排除其他明显因素之后，才能认为患者的症状与慢性病有关，否则将会漏诊，以至延误治疗。

前列腺增生会引起血尿吗？

前列腺增生是中老年男性常见疾病之一，随着全球人口老年化发病日渐增多。是泌尿外科就诊患者中最常见的疾病，前列腺增生的发病率随年龄递增，但有增生病变时不一定有临床症状。前列腺增生的早期由于代偿，症状不典型，随着下尿路梗阻加重，症状逐渐明显，临床症状包括储尿期症状，排尿期症状以及排尿后症状。前列腺增生除了可以引起排尿困难等症状之外，在一部分患者中也可以引起血尿。前列腺是一个富含血管的器官，增生后的前列腺血管更加丰富，前列腺部尿道黏膜经常可见增生、粗大的血管，容易出血。增大的前列腺体压向膀胱和尿道，随着每次排尿而不断受到尿液的冲撞和尿道括约肌及盆腔部肌肉的挤压、限制，这些都会导致前列腺内的血管破裂，进而出现血尿。此外，在前列腺增生病变的基础上，泌尿系统其他疾病如炎症、膀胱结石等也会引起数量不等的出血，此时行膀胱镜检查、金属导尿管导尿、急性尿潴留导尿时，膀胱突然减压，易引起严重血尿。

慢性前列腺炎会导致血尿吗？

前列腺炎大多表现为慢性前列腺炎，慢性前列腺炎分慢性细菌性前列腺炎和慢性非细菌性前列腺炎。其中以慢性非细菌性前列腺炎多见，其性质与其他的慢性炎症类似，如慢性咽喉炎、慢性鼻炎，药物治疗有效但症状反复。前列腺按摩液常规检查对慢性前列腺炎有诊断意义，使用抗生素治疗对慢性细菌性前列腺炎及慢性非细菌性前列腺炎均有效，减少酒精及辛辣的摄入、避免久坐及规律的性生活可改善慢性前列腺炎的症状。部分慢性前列腺炎检查尿液常规提示镜下血尿，当慢性前列腺炎得到有效治疗后，镜下血尿也同时改善甚至消失。

阴囊肿大合并血尿是什么原因？

阴囊肿大是男性生殖系统疾病常见的症状，其中急性睾丸附睾炎最为常见，急性睾丸附睾炎当炎症蔓延至尿道时可出现肉眼或镜下血尿。反复阴囊肿大且附睾呈串珠样改变应警惕附睾结核的可能，在男性生殖系中，输精管、前列腺、精囊和附睾都有患结核病的风险，但是相对来说附睾结核比较容易发现，因为它对生育功能起着重要的作用，所以需高度重视。附睾结核侵犯后尿道时可出现血尿，部分患者甚至可出现大量血尿及血块形成引起的排尿困难。规范联合用药是治疗附睾结核的关键，血尿则随着附睾结核的治疗而逐渐消失。

哪些妇科疾病会导致血尿？

女性外阴、阴道、宫颈和盆腔等位置的妇科炎症蔓延至泌尿道合并泌尿道感染时，会出现尿频、尿急、尿痛等膀胱刺激症状，同时会出现血尿。妇科肿瘤如外阴肿瘤、宫颈肿瘤、子宫肿瘤、卵巢肿瘤和输卵管肿瘤等浸润、压迫或转移至泌尿系统，会出现血尿。子宫内膜异位症若出现膀胱异位病灶，会出现血尿，血尿为与月经周期密切相关的周期性出血，同时还有经期尿痛和尿频。血尿只是一种症状，不是疾病，需要进行详细的检查，找到原发疾病，才能治好妇科疾病，根除血尿。

子宫肌瘤压迫膀胱会导致血尿吗？

子宫肌瘤向前或向后生长，可压迫膀胱、尿道或直肠，引起尿频、排尿困难、尿潴留或便秘，甚至血尿。当肌瘤向两侧生长，则形成阔韧带肌瘤，其压迫输尿管时，可引起输尿管或肾盂积水；如压迫盆腔血管及淋巴管，可引起下肢水肿。

为什么急性阑尾炎患者会出现血尿？

临床上急性阑尾炎常常会并发血尿（主要是镜下血尿）。急性阑尾炎患者发生血尿的原因主要与阑尾的位置和急性阑尾炎的病变程度相关。

正常阑尾的位置有6种类型。其中盆位、回肠后位、盲肠后位等位置，偏向下方或后方，容易与输尿管及膀胱靠近，急性阑尾炎时炎症病变可以波及输尿管或膀胱，进而出现镜下血尿。

急性阑尾炎的4类病理分型中急性化脓性阑尾炎、坏疽穿孔性阑尾炎之病变程度较重，炎症病变波及浆膜之外，导致明显的腹膜刺激征象。这些病变难免影响到附近器官，发生相应的变化。

由此可见，急性阑尾炎合并血尿提示：阑尾的位置变化；阑尾炎的病变性质程度。

肾炎患者为什么会出现血尿？

肾小球是构成肾脏的基本结构之一，包括了肾小球毛细血管和包曼囊。肾小球毛细血管由内皮细胞、基底膜和上皮细胞组成。滤过功能是肾脏最重要的生理功能，血液流经肾脏毛细血管网，血浆滤出形成原尿，正常情况下，红细胞是无法通过毛细血管网，也就是原尿中不应该含有红细胞。但是在疾病状态下，由于肾小球基底膜断裂，间隙增大，红细胞进入原尿中形成血尿。

肾病综合征会出现血尿吗？

肾病综合征是大量蛋白尿、低蛋白血症、水肿、高脂血症，这一组症候群的统称，其中大量蛋白尿和低蛋白血症是肾病综合征必须具有的特征。引起肾病综合征的疾病有很多种，比如微小病变性肾病、系膜增生性肾小球肾炎、局灶性节段性肾小球硬化、膜性肾病和系膜毛细血管性肾小球肾炎等，这些疾病都会通过不同的机制，损害肾小球的微血管球，导致红细胞漏出，发生或轻或重的血尿。

充血性心力衰竭为什么会导致血尿？

充血性心力衰竭会导致全身静脉系统淤血，肾脏也是受损器官之一，当肾脏内的静脉淤血严重到一定程度，就会导致红细胞漏出到尿液，形成了镜下血尿。

感染性心内膜炎导致血尿的原因？

很多原因可引起感染性心内膜炎，主要是细菌、病毒、支原体、原虫等。细菌最多见，当细菌进入血液，回流至心脏，在心内膜上定植、生长、繁殖，造成心内膜损伤，同时释放出毒素，导致发热等，并造成肾损害。可以发生局灶型或全球性肾小球肾炎、膜增殖性肾小球肾炎、急性间质性肾炎等等。这些肾脏疾病的临床表现都会有不同程度的血尿出现。

系统性红斑狼疮合并血尿是什么原因？

系统性红斑狼疮是自身免疫性疾病，临床表现复杂多样，能够引起肾脏损害，又称作狼疮性肾炎。表现为蛋白尿、血尿、管型尿，甚至肾衰竭。主要是自身免疫抗体攻击肾小球微血管，导致损伤，红细胞从血液系统漏出，从而形成血尿。

血小板减少性紫癜会导致血尿吗？

血小板在机体出血时，可以凝集成血栓，从而封闭出血口。血小板减少性紫癜是一种弥漫性微血管病变，血小板减少是其特征之一。血小板在终末小动脉和毛细血管内聚集形成微血栓，血小板大量减少，肾小球是微小的动脉形成的血管球，所以也是受累器官之一。此外血管内皮也会受到一定损伤，导致红细胞容易漏出。

白血病会导致血尿吗？

白血病可以通过多种因素导致血尿的产生。比如白血病期间会出现凝血功能障碍，容易出血。肾脏是一个血管富集的器官，肾脏的微小血管出血，可以导致红细胞进入尿路系统，进而表现为血尿。

血友病会导致血尿吗？

血友病是一组由于凝血因子生成缺陷导致的先天性出血性疾病，为性联隐性遗传性疾病。最显著的临床表现是自发性出血或轻微创伤后过度出血，幼时即表现出明显的出血倾向。自发性出血可表现在关节出血、皮下肌肉出血、颅内出血、消化道出血、泌尿系统出血等。关节出血为最具特征的表现，皮下肌肉出血表现为皮下瘀斑和肌肉血肿，颅内出血常常致命，消化道出血可有呕血黑便等表现。若自发性出血发生在泌尿系统，则最常见的表现为明显的肉眼血尿。

再生障碍性贫血会导致血尿吗?

再生障碍性贫血以全血细胞减少导致的贫血、感染和出血为特征。一些化学物质、药物、物理射线以及生物病毒感染等可引发该病。患者的出血倾向主要是由于血小板减少所致，表现为皮肤黏膜出血如瘀点瘀斑，鼻出血、牙龈出血等。泌尿系统出血则导致血尿出现。

症状篇

血尿合并腰痛要考虑什么疾病？

血尿合并腰痛，这两个症状主要考虑上尿路感染、尿路结石、急性肾小球肾炎、肾脏肿瘤、肾静脉栓塞、胡桃夹综合征等疾病。

在上尿路感染中，患者有尿频、尿急、尿痛等膀胱刺激征，血尿，腰痛，肾区压痛或叩击痛，伴寒战、高热、头痛、恶心、呕吐、食欲不振等全身感染症状，血白细胞计数升高和血沉增快。

泌尿结石是泌尿系统的常见病。结石可见于肾、膀胱、输尿管和尿道的任何部位。但以肾与输尿管结石为常见。临床表现因结石所在部位不同而不同。肾与输尿管结石的典型表现为肾绞痛与血尿，在结石引起绞痛发作以前，患者没有任何感觉，由于某种诱因，如剧烈运动、劳动、长途乘车等，突然出现一侧腰部剧烈的绞痛，并向下腹及会阴部放射，伴有腹胀、恶心、呕吐、程度不同的血尿。膀胱结石主要表现是排尿困难和排尿疼痛。

急性肾小球肾炎是以急性肾炎综合征为主要临床表现的一组原发性肾小球肾炎。其特点为急性起病，血尿、蛋白尿、水肿和高血压，可伴一过性氮质血症，具有自愈倾向。临床上也可能伴有腰痛。

肾脏肿瘤的三个主要症状是血尿、腹内肿块和腰部疼痛。在成人，血尿是比较早期和常见的症状。血尿多为肉眼可见的全血尿，也有的血尿只能在显微镜下才能见到。一般在血尿时患者不痛。血尿多是间歇性的，常可自行停止。所以一个成年人出现无痛性血尿时须注意是否有肾脏肿瘤的可能，应予密切观察，必要时作进一步检查。腹部肿块在成人肾肿瘤中较晚出现，但却是幼儿肾胚胎瘤的首发症状，所以幼儿有肿块须及早诊查。

肾静脉栓塞指肾静脉内因各种因素形成血栓后所引起的一系列病理改变和临床表现，有急性或慢性两类。肾静脉急性栓塞后，肾脏充血、水肿、增大，肾功能丧失，若不及时治疗，肾脏可破裂造成死亡，或全肾梗死，继之萎缩。慢性栓塞所引起的改变，同有无侧支静脉引流有关，若有充足的侧支静脉引流，肾可保持正常功能，若侧支引流不充分，会出现肾脏充血、水肿，继之萎缩。临床上都可能出现血尿合并腰痛的症状。

胡桃夹现象也称左肾静脉受压，是指左肾静脉回流入下腔静脉过程中在穿经由腹主动脉和肠系膜上动脉形成的夹角或腹主动脉与脊柱之间的间隙内受到挤压，常伴有左肾静脉血流速度的下降、受压处远端静脉的扩张。当胡桃夹现象引起血尿、蛋白尿和左腰腹痛等一系列临床症状时，称为胡桃夹综合征。本病诊断的“金标准”是左肾静脉造影，测量其远端与下腔静脉的压力差大于0.49kpa以上，即可确诊。但血管造影是有创检查，相比之下B超检查方便易行，应作为最常用的检查手段。多普勒B超检查在仰卧位、直立位、左侧卧位、右侧卧位时受压的左肾静脉内径扩张3倍以上即可确诊。

综上所述，造成血尿和腰痛两个症状同时出现的可能性很多，建议泌尿外科就诊，以免延误病情和治疗。

尿痛后肉眼血尿是否说明泌尿道感染很严重？

血尿是指小便中混有血液，或者伴有血块夹杂而下。仅在显微镜下才发现红细胞者，称之为镜下血尿，用肉眼即能看见尿液呈洗肉水或者血红色，甚至有血凝块者，称之为肉眼血尿。尿痛后肉眼血尿常见于泌尿道感染。主要是尿路感染，使尿路的黏膜出现水肿、淤血和小血管破坏等炎性反应。比较严重的尿道炎、膀胱炎等都可以导致肉眼血尿。不能仅凭肉眼血尿来判断病情，因为肉眼血尿的主观性太强，须结合其他检查确诊，如尿常规、尿培养或者血常规等。同时尿痛后肉眼血尿可见于输尿管结石和膀胱结石，这些疾病并不一定说明有泌尿道感染。

血尿合并双下肢水肿一般考虑什么病变？

血尿合并双下肢水肿，常见于各种肾炎和肾病，比如慢性肾小球肾炎或者肾病综合征等。故一般要考虑肾脏本身的病变，建议到正规公立医院肾内科就诊，需要完善以下检验和检查：血常规、尿常规、肝肾功能、电解质、泌尿系B超、肾图等。必要时要进行肾脏病理活检以明确诊断。同时还要排除结核、占位病变及系统性红斑狼疮等疾病。

长期反复尿频、尿急合并血尿需要考虑泌尿系结核吗？

泌尿系结核也会出现血尿，常为终末性血尿。凡是出现无明显原因的慢性膀胱炎，尤其是青壮年男性出现慢性膀胱炎，即尿频、尿急、尿痛症状持续存在并逐渐加重，且伴有终末性血尿，尿培养无细菌生长，经抗菌药物治疗无明显疗效，附睾有硬结或伴阴囊慢性窦道者，应考虑泌尿系统结核的可能。

肾结核绝大多数起源于肺结核，往往在肺结核原发感染后3~10年或更长时间才出现症状。由于机体已感染致敏，并已有细胞免疫功能，故能限制感染的播散，但组织破坏则较显著。

肾结核发病的过程一般较为缓慢，尿频往往最早出现，最初是因为含有结核分枝杆菌的脓尿刺激膀胱黏膜引起。开始时夜尿较为明显，排尿的次数逐渐增多，排尿时有灼热感并伴有尿急。尿频从每日3~5次逐渐增多至10~20余次，如果膀胱病变严重，黏膜有广泛溃疡或膀胱挛缩，则尿频更加严重，尿频每昼夜可达数十次，甚至百余次，甚至出现尿失禁现象。肾结核的典型症状是尿频的同时，有尿痛、尿急、血尿，所以晚期结核患者，排尿极为痛苦。

血尿是肾结核的另一重要症状，多在尿频、尿急、尿痛等膀胱刺激症状发生后出现，部分患者血尿也可是最初的症状。血尿的来源可为肾脏，也可是膀胱，而以后者为主。临床表现以终末血尿居多，终末血尿是因排尿膀胱收缩时，膀胱结核性溃疡出血所致。血尿也可为全血尿，不伴有任何症状，在膀胱炎症之前出现，这类血尿来自肾脏。所以青年患者发生无痛性血尿时，也应考虑有肾结核的可能，但如肾脏出血严重，尿中有凝血块，则可出现肾绞痛，这种情况较少见。据国内统计，67.9%的肾结核患者均有血尿。

肾结核患者一般均有不同程度的脓尿，显微镜下尿内可见大量的脓细胞，严重者尿呈米汤样，也可混有血液，呈脓血尿。

肾结核的局部症状并不常见，只约10%的患者有局部症状与体征，肾区可触到肿大的肾脏与压痛。破坏严重的巨大脓肾、肾结核继发感染或病变蔓延至肾周围时才出现局部症状与体征。

肾结核的全身症状亦多不明显，肾结核症状出现时，身体其他部位的结核病灶多已愈合，在肾结核的早期，身体其他器官无严重结核病时，全身健康情况可不受影响。只当肾结核破坏严重，肾脏积脓或合并其他器官结核时，才出现全身症状如消瘦、乏力、发热、盗汗等，在男性最常见的并发症是男性生殖系统结核。

双侧肾结核或者严重膀胱结核对侧肾积水时，则病情加重，患者消瘦、贫血、水肿并有恶心、呕吐等慢性肾功能不全的症状，有时可突然发生无尿。

肾结核的诊断需要依据临床表现、实验室检验和影像学检查。实验室检验如尿沉渣涂片、结核杆菌培养；影像学检查如B超、泌尿系统平片（KUB）、静脉尿路造影（IVU）、CT和磁共振、膀胱镜检查等。

血尿合并乳糜尿是因为什么？

因结核病、恶性肿瘤广泛侵犯腹膜后淋巴系统，致使乳糜经肾排出而形成乳糜尿。而最常见的是淋巴系统被班氏丝虫感染所致，在丝虫病疫区发病率高。发病机制：淋巴系统被丝虫感染后，丝虫寄生、破坏、淋巴管迂曲扩张，淋巴液流动不畅，在管腔内淤积，管腔内压力增高，瓣膜功能破坏，乳糜淋巴液反流入肾，并累及肾盏及肾盂，形成乳糜尿瘘，大量脂肪、蛋白丧失，引起患者营养不良。人体其他体腔、阴囊及下肢皮下也可出现乳糜外溢。临床出现腰痛、腹痛、畏寒、发烧等症状。尿呈乳糜状，劳累或食入高脂肪类食物加重，卧床和限制油类食物可减轻，有些患者伴有乳糜血尿，乳糜可以成胶冻块，梗阻输尿管发生绞痛。如在膀胱内发生团块，则可出现尿痛。尿及输尿管不畅造成尿潴留。诊断：有疫区居住史，尿液检出脂肪小球、乳糜尿或乳糜血尿，应在血内及尿内查微丝蚴。辅助检验：膀胱镜检查，可见乳糜块，输尿管口喷出乳糜尿；输尿管导管检查可确诊乳糜尿的来源；逆行肾盂造影，可显示肾盂淋巴反流。淋巴管造影可选择性检查。

什么是无痛性血尿症状？

没有任何不适症状，肉眼可见尿液呈红色即为无痛性血尿。血尿可以为全程性，也可以为初始段或终末段血尿。血尿可能是间歇性的，能自行好转，但也可能再发。这种情况需警惕有泌尿系统恶性肿瘤的可能。因为当肿瘤生长到一定阶段时，可能出现肿瘤表面组织坏死、出血，即出现血尿；而当肿瘤坏死创面愈合，出血停止时，血尿即自行消失。当血尿自行缓解时，患者可能误以为疾病消失，从而延误疾病的诊治。因此，当出现无痛性血尿时，需重视，要及时到医院就诊，查明原因。无痛性血尿最常见的原因是膀胱肿瘤，肿瘤大小、数目、恶性程度与血尿的程度不完全一致。肾盂肿瘤、肾肿瘤也可表现为无痛性血尿。对于无痛性血尿，除了患有急性膀胱炎或其他禁忌证者，应立即进行膀胱镜检查。肾小球肾病、肾结核、肾结石、肾囊性疾病（如肾囊肿、多囊肾）、肾积水、良性前列腺增生偶尔也可引起无痛性血尿。

无痛性肉眼血尿合并肾积水应考虑什么疾病？

当出现无痛性肉眼血尿时需警惕泌尿系统肿瘤的可能，若同时合并肾盂积水，应考虑有输尿管肿瘤堵塞输尿管或膀胱肿瘤侵犯输尿管开口导致上尿路梗阻的可能。

输尿管结石患者因结石导致输尿管梗阻，引起结石上方的输尿管扩张及肾盂积水。90%输尿管结石的患者会出现血尿，多为镜下血尿，其中10%患者有肉眼血尿。一般认为产生血尿的原因是结石进入输尿管，对输尿管黏膜造成损伤或合并感染引起。故常有输尿管结石患者以无痛性肉眼血尿为主诉就诊。

腺性膀胱炎患者合并血尿是否提示恶变可能？

腺性膀胱炎是一种增生性非肿瘤性病变，病因不明，但可恶性病变，最常见的是发展成膀胱腺癌，亦可与腺癌并存。腺性膀胱炎的临床症状复杂，无特异性，主要表现为尿频、尿痛、下腹及会阴痛、排尿困难和肉眼（或镜下）血尿。部分患者在抗感染治疗后肉眼血尿和尿白细胞可消失，但镜下血尿及尿频仍持续存在，常反复发作。由于久治不愈，患者生活质量下降，多伴有焦虑、抑郁、失眠等。体征可有耻骨上膀胱区压痛。对于诊断有决定性意义的是膀胱镜检查及黏膜活检。病变多位于膀胱三角区、膀胱颈和输尿管开口周围。肉眼观察可见病灶处膀胱黏膜粗糙不平、增厚、充血水肿，可呈较小的、多发性的及不规则的乳头状（或结节状）凸起，少数形成较大的孤立性肿块。重者可累及整个膀胱壁。是否恶变仍需依靠活检病理诊断。

前列腺增生合并血尿是否提示前列腺癌？

前列腺分为外周带、中央带、移行带和尿道周围腺体区。前列腺增生发生于移行带和尿道周围腺体区，前列腺增生导致后尿道延长、受压变形、狭窄和尿道阻力增加，引起膀胱高压并出现血尿等症状。但前列腺癌发生于外周带，早期通常没有症状，肿瘤阻塞尿道或侵犯膀胱颈时，则会发生下尿路症状，严重者可能出现血尿等症状。前列腺增生和前列腺癌都可引起血尿，故不可认为前列腺增生合并血尿提示前列腺癌。

经尿道前列腺手术后血尿会持续多久？

经尿道前列腺手术后血尿根据手术的方式不同，术后血尿的时间可能不同。目前国际上一致认为经尿道前列腺电切术是前列腺增生手术的金标准，在前列腺电切术后，前列腺腺窝成为一个有热损伤的腔隙，此腔隙的四壁均为前列腺电切术后的创面，裸露的创面完全上皮化一般需要3个月，只有完全上皮化才证明前列腺区域完全愈合，在这之前尿液冲刷手术创面可能一直会出现洗肉水样的淡红色血尿。所以患者术后血尿会逐步在3个月内缓解，如患者伴有其他疾病如泌尿系感染、肿瘤、出血性疾病，或服用抗凝药物，或合并严重心、肺、血管、肝肾疾病，出血时间可能会延长，这时候需要到医院进行详细的治疗。

肾结核未行治疗血尿会自动消失吗？

肾结核的早期病变主要是肾皮质内多发性结核结节，随着病变进展，病灶浸润逐渐扩大，侵入肾髓质后病变不能自愈，结核结节彼此融合，形成干酪样脓肿，从肾乳头处破入肾盏肾盂形成空洞性溃疡，逐渐扩大蔓延累及全肾。少数患者全肾广泛钙化，其内混有干酪样物质，肾功能完全丧失，输尿管常完全闭塞，含有结核杆菌的尿液不能流入膀胱，膀胱继发性结核病变逐渐好转和愈合，膀胱刺激症状和血尿也逐渐缓解甚至消失，尿液检查趋于正常，这种情况称之为“肾自截”。但病灶内仍有大量活的结核杆菌，仍可作为病源复发，不能因为症状不明显而予以忽视。

血尿时发现阴囊内串珠状改变是怎么回事？

男性生殖系统结核大多数继发于肾结核，在出现血尿的同时，也会出现特有的阴囊内串珠状改变。附睾结核表现为阴囊部肿胀不适或下坠感，附睾尾或整个附睾呈硬结状，形成寒性脓肿，阴囊局部出现红肿、疼痛，脓肿破溃后形成经久不愈的窦道。输精管结核常致管腔堵塞，输精管变粗变硬，呈串珠状改变。出现上述症状，疑有男性生殖系统结核时，需要全面检查泌尿系统有无结核病变，应作尿常规、尿结核杆菌培养和静脉尿路造影等检查。早期附睾结核应用抗结核药物治疗，多数可以治愈。如果病情较重，疗效不好，已有脓肿形成或阴囊皮肤窦道形成，应在药物治疗配合下作附睾及睾丸切除术。

血尿是肾炎肾病导致贫血的原因吗？

贫血只是一种临床表现，确定贫血后需要仔细查找原因。导致贫血的原因归纳起来有三种：红细胞生成减少、破坏过多和失血。破坏过多：比如溶血性贫血，是由于红细胞大量被破坏导致的血红蛋白下降。红细胞生成减少：比如再生障碍性贫血时，骨髓造血衰竭；放化疗后，骨髓造血受到抑制；叶酸、维生素B_{12}、铁等缺乏导致的造血物质缺乏，导致血红蛋白降低。而肾炎性肾病导致贫血的主要机制是由于造血刺激因子减少，如慢性肾功能衰竭导致EPO减少。血尿无疑是红细胞丢失的一种途径，但是相比出血导致的贫血来说，丢失的量不算是巨大，不能算作肾炎肾病导致贫血的主要原因。

血尿合并蛋白就是慢性肾炎吗？

很多疾病都可以引起血尿，比如炎症、肿瘤、自身免疫性疾病、血液系统疾病、急慢性肾炎、肾癌、系统性红斑狼疮、白血病等。慢性肾炎只是引起血尿、蛋白尿的一种疾病而已。慢性肾炎是慢性肾小球肾炎的简称，临床表现为蛋白尿、血尿、高血压、水肿。慢性肾炎的起病方式各有不同，病情迁延，病变缓慢进展，可以不同程度肾功能减退，最终将发展为慢性肾衰竭。所以一旦出现血尿蛋白尿，不一定就是慢性肾炎，但也要引起足够重视，及早就诊治疗是关键。

血尿的时候牙龈出血吗？

大部分出现血尿的患者并不会合并牙龈出血。当出现血尿合并牙龈出血的情况时，要考虑全身性的疾病，包括血小板减少性紫癜、再生障碍性贫血、白血病、凝血因子缺乏、使用抗凝剂治疗、流行性出血热等疾病。此时建议患者到正规医院血液内科就诊。

外伤后血尿合并阴囊肿大要考虑什么？

主要考虑前尿道损伤。当前尿道损伤、断裂，阴茎筋膜破裂时，频繁用力排尿可导致尿外渗。球部尿道损伤时尿外渗进入会阴浅筋膜与尿生殖膈形成的会阴浅袋，并可向下腹部蔓延，表现为阴茎、阴囊、会阴及下腹部肿胀。膜部尿道损伤时尿外渗可积聚于尿生殖膈上下筋膜之间。膜部尿道损伤同时合并尿生殖膈下筋膜破裂，尿外渗至会阴浅袋，表现与球部尿道损伤相同。合并尿生殖膈上破裂，尿外渗至膀胱周围，向上沿腹膜外及腹膜后间隙蔓延，可表现为腹膜刺激症状，合并感染时可出现全身中毒症状。如尿生殖膈上下筋膜完全破裂，尿外渗可以向深浅两个方向蔓延。

肾挫裂伤后一定有肉眼血尿吗？

肾损伤后多出现肉眼血尿，少数为镜下血尿，血尿的严重程度与肾脏的损伤程度不一定一致。有时血尿轻微或仅为镜下血尿，也可能是严重的肾损伤造成的，是因大量血凝块堵塞输尿管、肾蒂断裂、输尿管完全离断、肾盂严重损伤或患者处于休克、无尿状态。

骨盆骨折后血尿是否合并尿道断裂？

骨盆骨折常导致后尿道损伤，37%~93%后尿道损伤的患者会有尿道外口出血。尿道出血程度和尿道损伤严重程度不一定一致。如尿道黏膜挫伤或尿道壁小部分撕裂可见大量出血，而尿道完全断裂则可能仅有少量出血。

骨盆骨折后所出现的肉眼血尿可能为多种情况所导致。受伤部位可能位于膀胱，也可能在尿道。当骨盆骨折引起膀胱损伤时患者可出现下腹部疼痛、腹胀，尿液留至膀胱周围或腹腔内时，患者有尿意，但不能排尿或仅排出少量血尿，可顺利留置导尿。当骨盆骨折导致尿道损伤时患者可出现排尿困难、尿道出血，下腹部可扪及充盈的膀胱，亦可出现尿外渗，可表现为阴茎、阴囊、会阴及下腹部肿胀，或腹膜刺激症状，合并感染时可出现全身中毒症状。

女性周期性肉眼血尿应考虑什么疾病？

女性周期性血尿常见于膀胱子宫内膜异位症，是子宫内膜异位于膀胱内黏膜所导致。常表现为在月经期出现尿痛、尿频和血尿。血尿周期和月经周期一致，月经结束后血尿恢复正常。

宫颈癌合并血尿是否提示膀胱转移？

宫颈癌合并血尿要考虑肿瘤侵犯膀胱的可能，宫颈癌直接蔓延是最常见的转移途径，癌灶侵犯压迫膀胱和输尿管，可出现血尿、尿频、尿急、输尿管梗阻、肾盂积水及尿毒症。选择静脉尿路造影、膀胱镜检查、B超、

CT、磁共振、正电子发射计算机断层显像（PET）等检查可明确诊断。

蚕豆病可见酱油色尿是血尿吗？

蚕豆病是由于机体缺乏葡萄糖-6-磷酸脱氢酶，表现为进食蚕豆后引起溶血性贫血。症状有全身不适、疲倦乏力、畏寒、发热等。溶血导致体内胆红素明显升高，胆红素的肾脏排出也增加，尿色加深，呈酱油色，但并不是由于尿液中红细胞增多所致，所以不属于血尿。

发热、皮疹合并血尿是什么情况？

引起血尿的原因有很多种，感染是其中重要的原因之一。发热、皮疹提示患者感染严重。严重感染可以导致骨髓抑制，表现为全血细胞减少，红细胞减少导致贫血，白细胞减少导致免疫系统低下，血小板减少导致出血倾向明显。严重感染导致的皮疹可能是由于血小板减少导致皮下出血所致的瘀点瘀斑。泌尿系统出血会直接导致红细胞进入尿液发生血尿。此外，泌尿系统感染性疾病比如肾盂肾炎、膀胱炎、肾及膀胱结核等，也会导致红细胞从炎症感染部位进入尿液，发生血尿。

大象腿患者为何会见血尿？

大象腿其实是丝虫病引起的。丝虫是一种寄生在淋巴组织、皮下组织或浆膜腔的寄生虫，常常导致组织淋巴回流障碍，慢性阻塞则会导致象皮肿、睾丸鞘膜积液、乳糜尿等。淋巴系统往往是消化系统运输脂肪的途径，当淋巴管堵塞时，含有脂肪的乳糜液逆流到泌尿系统淋巴管中，导致泌尿系统淋巴管内压力增高、曲张破裂，乳糜液流入尿中所致。而丝虫病所致的乳糜尿，往往会在尿沉渣中可以见到红细胞。

血尿时腰痛、高热会引起感染性休克？

如果出现血尿同时合并腰疼、高热，这种情况一般常见于较为严重的泌尿系感染，如输尿管结石梗阻引起的感染。这种感染一般较重，细菌及毒素入血，造成全身性的菌血症、败血症甚至是脓毒血症，很容易引起感染性休克，表现为高热不退，血压下降，心率增快，此时应高度警惕感染性休克，积极抗休克治疗，并治疗原发感染，以免延误病情。但是并不是所有的血尿合并腰疼、高热的症状都是由于感染造成的，肾静脉栓塞也会表现为血尿时腰痛、高热，此时应尽快完善肾脏及肾血管B超检查。

血尿伴尿道流脓是患有性病吗？

血尿伴尿道流脓，这种症状常见于淋病和非淋菌性尿道炎。

淋病是淋病奈瑟菌（简称淋球菌）引起的以泌尿生殖系统化脓性感染为主要表现的性传播疾病。近年来世界淋病有明显增加的趋势。我国自1975年以后，淋病又死灰复燃，患者逐年呈直线增多，是性病的主要发病病种。近几年随着梅毒病例的大幅上升，淋病病例呈逐年下降的趋势。但淋病仍为我国常见的性传播疾病，也是《中华人民共和国传染病防治法》中规定的需重点防治的乙类传染病。淋病的病原体即淋病奈瑟菌，1879年由Neisseria首次分离出。属奈瑟球菌科，奈瑟球菌属。淋球菌对外界理化条件的抵抗力差，最怕干燥，在干燥环境中1~2小时即可死亡，在高温或低温条件下易致死，对各种化学消毒剂的抵抗力也很弱。

非淋菌性尿道炎是指由淋菌以外的其他病原体，主要是沙眼衣原体和支原体等引起的一种性传播疾病。在临床上有尿道炎的表现，但在分泌物中查不到淋球菌，细菌培养也无淋球菌生长。女性患者常合并子宫颈炎等生殖道炎症。本病目前在欧美国家已超过淋病而跃居性传播疾病的首位，在我国日益增多，成为最常见的性传播疾病之一。非淋菌性尿道炎是一种多病因的综合征，病原体多为衣原体、支原体、滴虫、疱疹病毒、念珠菌等。30%~50%的非淋菌性尿道炎与沙眼衣原体有关，20%~30%为解脲支原体感染，10%由阴道毛滴虫、白色念珠菌、单纯疱疹病毒、生殖支原体、腺病毒和杆菌等微生物引起。衣原体和支原体对外环境抵抗力较弱，加热56℃，5~10分钟可将其杀死，常用消毒剂如福尔马林、甲酚皂、苯酚等也极易将其杀死。

以上几种情况均为性传播疾病，需要正规抗炎治疗。当然并不是所有血尿同时有尿道流脓的症状都是性传播疾病，也可以见于急性细菌性尿道炎，或者见于泌尿系结核。

诊断篇

如何判断是否为血尿？

当1000ml尿液中混有1ml血液时，肉眼即可观察到尿色呈红色或浓茶色，称为肉眼血尿。那么当尿的颜色异常加深时，就一定是肉眼血尿吗?答案并非如此。

肉眼血尿是真性血尿，即在尿液产生和排泄过程中发生的大量血液或红细胞经肾脏或尿路管道进入尿液中，出现尿红细胞及尿颜色改变。其他因素也可导致尿色的异常，如出现尿液呈浓茶色、酱油色、棕色、红色等，但是尿液中并没有红细胞的存在，所以并不是血尿，常见于以下几种情况，应注意鉴别。

血红蛋白尿：溶血、脓毒血症、血液透析等情况下可发生。

肌红蛋白尿：常见于酮症酸中毒、肌炎、挤压伤等。

药物：服用利福平、氯喹、呋喃妥因、酚酞、苯妥英钠等药物，可使尿液变为红色或红棕色，属于正常现象，不影响药物的正常使用。

食物和添加剂：甜菜、浆果、食用色素。

代谢性染料：胆红素、尿酸盐、卟啉。

假性血尿：是由于尿道口旁出血流入尿液所致，如月经、阴道和痔疮出血等，通过相关病史和体检可以鉴别。

当发现尿颜色异常时，该如何进行区分呢？比较简单的是通过离心法鉴别：肉眼血尿离心后，上清液不红，沉渣中有大量红细胞；其他原因的红色尿离心后上清液仍为红色，沉渣中红细胞少或无。当然，应用此方法的基础，是首先需排除假性血尿的可能。

发现血尿时首先应确定是否为真性血尿，即排除某些原因引起的假性血尿和红颜色尿，前者如由于月经、痔出血或尿道口附近疾患产生出血混到尿液中所致；后者如接触某些颜料或内服利福平等药物以及某些毒物(酚、一氧化碳、氯仿、蛇毒)、药物(磺胺、奎宁)，挤压伤、烧伤、疟疾、错型输血等原因所致的血红蛋白尿或肌红蛋白尿。而一过性血尿可由花粉、化学物质或药物过敏引起，月经期、剧烈运动后、病毒感染亦可发生，一般无重要意义，当排除上述各种情况，并作多次检查均为血尿时才应重视，通过病史、体检、化验室检查和其他辅助检查作出诊断。确定了为真性血尿后，应进行血尿的定位诊断，区分血尿来自肾实质还是来自尿路：①如在尿沉渣中发现管型，特别是红细胞管型，表示出血来自肾实质；②血尿伴有较严重的蛋白尿几乎是肾小球性血尿的征象；③如尿中能发现含有免疫球蛋白的管型则多为肾实质性出血；④肾小球疾患导致的血尿，其红细胞绝大部分是畸形的，其形态各异，大小明显差异，而非肾小球性血尿，其红细胞绝大多数大小正常，仅少部分为畸形红细胞。非肾小球性血尿的病因十分复杂，应特别警惕泌尿生殖系统的恶性肿瘤。两类血尿对症治疗原则也是相反的，肾小球性血尿常须抗凝、抗栓、抗血小板聚集或活血化瘀治疗，而非肾小球性血尿常须应用止血疗法。

大量血尿往往可以通过肉眼判断，比如尿色鲜红或带有血凝块，但真正明确是否有血尿还是要通过实验室尿液检查，来明确尿液中是否有红细胞、红细胞的数量形态等等来判断是否有血尿。但即使实验室检查提示有红细胞，也应该区别是否是因为尿液中混有月经血、阴道流血等引起的假性血尿。

怎样判断血尿的严重性？

简单的通过尿色的深浅来判断血尿的严重程度往往不够准确，还要结合血尿的形态，如是否有血块、有血丝、是否浑浊等等。同时还要考虑伴随症状、其他辅助检查以及患者自身情况来判断，如血尿伴有尿频、尿急、尿痛，可能提示有尿路感染，血尿伴有腰背部绞痛难忍往往提示尿路结石，而老年人没有任何原因的情况下反复出现血尿，就往往需要警惕泌尿系统肿瘤。

血尿可以是一个单纯的症状，也可以伴随其他症状。但是否有伴随症状与疾病的轻重无必然联系，甚至在某种程度上，无伴随症状的血尿更值得引起重视，比如我们经常用通俗的话和患者说“血尿不怕痛，就怕不痛”。因为“间断无痛性血尿”是泌尿系肿瘤一个非常重要的特征和信号。

当然，如果有伴随症状的话值得注意，因为伴随症状对血尿的鉴别诊断很重要，比如突发血尿伴尿频、尿急、尿痛往往是尿路感染；突发血尿伴腰背部绞痛往往是肾结石或输尿管结石发作；一个有前列腺增生、长期排尿困难病史的患者出现血尿可能是前列腺表面扩张的血管破裂导致的。

只要出现血尿，一定要高度重视，不管是肉眼血尿还是镜下血尿；不管是单纯血尿还是有伴随症状的血尿，都要及时到医院就诊。

一般来说，血尿患者要通过以下检查来一步一步的明确病因：尿常规、尿相分析、泌尿系超声是一线检查。尿常规可以对血尿进行定性和定量检测；尿相分析则可以通过尿中畸形红细胞的比例判断是内科性血尿(如肾炎)还是外科性血尿(如肿瘤、结石)；泌尿系超声则能够对泌尿系统是否存在肿瘤、结石进行初步的筛查，也有助于了解前列腺是否增大、膀胱内是否有血块等。如果是尿中畸形红细胞的比例比较高，主要考虑内科性血尿，应往肾内科就诊查因。如果该比例小于10%，则考虑是外科性血尿。接下来应该做：血沉、尿脱落细胞、静脉肾盂造影(肾功正常)，这些检查有助于判断是否存在结核、肿瘤、结石等疾病。如果怀疑血管畸形可以做肾静脉彩超；如果影像学提示膀胱有新生物，则要进一步做膀胱镜检查；一些比较特殊的疾病则需要磁共振、尿路逆行造影等特殊检查来辅助鉴别和判断。

总之，血尿的检查遵循由简单到复杂、由无创到有创、既定性又定位的原则来进行。

为什么月经期间不宜尿常规检验？

女性在做尿常规检查应避开月经期，尽可能避免在月经来潮前后一周内进行检查。如果在月经期进行检测，会造成尿中有大量红细胞的假象。留尿检查有不少讲究，根据不同的检查目的有时还要采取不同的留尿方法，否则会影响检测结果，甚至会带来严重的不良后果。在女性很难获得未受污染的中段尿。收集尿液前应认真冲洗外阴，收集标本时要将阴唇翻开，避免污染。尿液培养应当在取出后1小时内进行。如不能及时进行检查，应放置在4℃冰箱存放。

血尿的颜色与尿液酸碱度的关系是什么？

血尿是临床常见的症状之一。血尿有肉眼血尿和镜下血尿，有症状血尿和无症状血尿。正常人尿中可有少量红细胞。离心尿液在显微镜高倍视野下偶然发现1~2个红细胞属正常现象。肉眼血尿常是患者引起注意并前来就诊的主要原因。每升尿液中含有1ml以上血液尿色就会明显变红，肉眼血尿可能是鲜血，也可能有血块，也可能如洗肉水。肉眼血尿的颜色因出血量多少和尿酸碱度的不同而有差异。出血量多时尿色深浓；酸性尿液呈棕黑色、棕色、酱油色或深茶色，碱性尿液呈鲜红色、粉红色或洗肉水样。

尿三杯试验对血尿的诊断有何意义？

尿三杯试验是临床上遇到血尿、脓尿时，为了确定病变部位和揭示病因而进行的临床检验方法。具体过程如下：清洗外阴及尿道口后，将最初10~20ml尿液留于第一杯中，中间30~40ml尿液留在第二杯中，终末5~10ml

留在第三杯中。参照血尿或脓尿与排尿先后的关系进行分析，了解其来源于泌尿道哪个部位 。前段血尿或脓尿提示病变在前尿道；终末血尿或脓尿提示病变在膀胱颈和三角区或后尿道等；全程血尿或脓尿则病变在上尿路或膀胱。

第一杯尿，排尿开始出现血尿或脓尿，后两杯清晰，提示病变在前尿道，如尿道炎等。

第一杯尿和第二杯尿清晰，第三杯尿出现红细胞或脓细胞，排尿终末出现的血尿或脓尿，提示病变部位在膀胱底部、后尿道或前列腺部位，如前列腺炎、精囊炎等。

三杯皆浑浊或出现血尿，提示病变部位在膀胱或膀胱以上部位，如肾盂肾炎、肾小球肾炎等。

血尿是否应做静脉尿路造影？

静脉尿路造影，又称排泄性尿路造影，系由静脉注入含碘造影剂（有机碘化物水溶液，最常用为76%复方泛影葡胺），造影剂主要通过肾脏排泄，经过肾小球过滤、肾小管浓缩后，自肾集合管排出，含有造影剂的尿自肾盏排到肾盂、输尿管及膀胱时均可显影。注射造影剂后，在不同时间间隔拍摄腹部、盆部或排尿后的X线照片，以诊断泌尿系统（包括肾脏、输尿管、膀胱、前列腺）如结石、肿瘤、结核以及各种先天性畸形等疾病。

静脉尿路造影的适应证有：①泌尿系结石。②泌尿系结核、肿瘤、囊肿、先天性畸形和慢性炎症。③原因不明的血尿及脓尿。④需了解损伤程度和范围的尿路损伤。⑤腹膜后肿瘤的鉴别诊断等。

故查原因不明的血尿时可做静脉尿路造影。

什么情况下血尿应做膀胱镜检查？

出现血尿的常见原因有：泌尿道感染、泌尿系结石、泌尿系肿瘤及良性前列腺增生等。当患者出现血尿症状时，应首先完善尿常规及泌尿系B超检查。如果排除泌尿道感染及泌尿系结石的原因时，就应该考虑尿道膀胱镜检查。该检查可以直观的观察尿道、前列腺及膀胱的病变情况，并且可以观察双侧输尿管口喷尿的情况，来确定血尿是来源于上尿路还是下尿路，尤其对一些来源不明的血尿患者有较高的诊断价值。如果观察到有肿块时，应进行病理活检。

血尿时尿液DNA检测能诊断尿路上皮肿瘤吗？

尿路上皮癌可分为下尿路上皮癌（膀胱癌和尿道癌）和上尿路上皮癌（肾盂癌和输尿管癌）。其中，膀胱癌最常见，占所有尿路上皮癌的90%~95%。上尿路上皮癌并不十分常见，占所有尿路上皮癌的5%和肾癌的8%。

尿路上皮癌的诊断方法很多，包括尿液分析、尿脱落细胞学检查、DNA倍体分析、影像学检查（超声、逆行肾盂造影、CT、磁共振）、尿液分子标记、膀胱镜检查和输尿管镜活检等。其中，镜下活检是最可靠的检查手段，被认为是金标准，如膀胱镜检查能直接观察膀胱黏膜，并对可疑病变采取活检进行病理检查确诊，但难以诊断早期分化较好的无症状膀胱癌，而且是介入性检查，对定期常规检查受到一定限制。影像学检查可以评估肿瘤的分级，检测淋巴结转移和远处转移，但造影剂对肾功能有损害并无法检测原位癌，使其在临床应用上受到限制。

尿脱落细胞学检查是一种经典的常用检测方法，由于癌细胞较易脱落，尿路上皮癌患者尿液中脱落细胞95%为癌细胞，但尿脱落细胞学检查的敏感性的变化与检查者的经验、标本的完整性、肿瘤的分级和体积有关。而且检出率的高低与癌的分化及分期有关，分化好的膀胱癌患者尿细胞学检查阳性率低、敏感性低，往往需要借助其他检查手段来明确诊断，此外结果受主观因素影响较大。尿细胞学检查在高级别膀胱肿瘤和原位癌中的灵敏度达90%，若结合尿分子标记其敏感度还可提高。然而，该种方法在低级别膀胱癌中的灵敏度较低，尿路感染、结石或其他泌尿系统肿瘤均可造成假阳性结果。

DNA倍体分析是肿瘤早期检测中的重要一环，其原理是基于肿瘤细胞DNA的非整倍性，因为肿瘤细胞有着异常的DNA含量，通过对异常DNA倍体细胞的检测，便可知道样本是否存在突变的细胞，以及突变细胞的数量。据报道，DNA非整倍性是一个可靠的肿瘤标志物，可用于膀胱癌的检测。而且，DNA倍体分析还可以预测复发性和各阶段膀胱尿路上皮细胞癌。

相差显微镜如何应用于血尿的诊断？

随着西医学技术的发展，血尿病因诊断的检查方法不断完善，但是一些不明原因的血尿，尤其是无症状镜下血尿经临床诊断有一定的困难，通过相差显微镜计数红细胞及红细胞的畸形率，对鉴别肾小球与非肾小球性来源的血尿有较高的临床价值。肾小球来源的血尿中红细胞是由于肾小球滤过膜发生变化，使血中红细胞通过病变的肾小球滤过膜渗透出来的缘故，因此，此时的红细胞除了外形发生变化外，其体积也有显著性差异，其畸形红细胞数可占75%以上。而均一型红细胞血尿，即红细胞大小、形态一致，常常来源于输尿管、膀胱、前列腺和尿道。

性生活后血尿要做什么检查？

女性性生活后血尿与男性要区分，如果是女性首先要考虑急性膀胱炎，一般合并有尿频、尿急、尿痛，检查尿常规提示尿液白细胞增高，排除泌尿道感染应进一步考虑有没有阴道及尿道损伤的可能。男性性生活后血尿除了考虑急性膀胱炎和急性尿道炎，还应该鉴别有无男性生殖系统疾病比如精囊炎、附睾炎及睾丸炎。男性性生活时不恰当的体位，阴茎及尿道海绵体破裂的同时导致尿道裂伤也可出现肉眼血尿。总的来说，精囊炎是男性性生活后血尿最常见的病因，而急性膀胱炎是女性性生活后血尿最常见的病因。

如何鉴别血尿与阴道流血？

根据尿液分析尿沉渣和尿三杯试验能明确血尿和初步判断血尿来源。阴道流血指妇女生殖道任何部位，包括宫体、宫颈、阴道和外阴发生出血经阴道流出。常见原因有卵巢内分泌功能失调，与妊娠有关的子宫出血、生殖器炎症、生殖器肿瘤、损伤异物和外源性雌激素、全身疾病如血小板减少性紫癜引起的阴道流血。行全面的妇科检查可以明确诊断。

肾癌除血尿之外的其他诊断和检查有什么？

1.一般检查：血尿是重要的症状，红细胞增多症多发生于3%–4%；亦可发生进行性贫血。双侧肾肿瘤，总肾功能通常没有变化，血沉增高。某些肾癌患者并无骨骼转移，却可有高血钙的症状以及血清钙水平的增高，肾癌切除后症状迅速解除，血钙亦回复正常。有时可发展到肝功能不全，如将肿瘤肾切除，可恢复正常。

2. X线造影术为诊断肾癌的主要手段。①X线片：X线平片可以见到肾外形增大，轮廓改变，偶有肿瘤钙化，在肿瘤内局限的或广泛的絮状影，亦可在肿瘤周围成为钙化线，壳状，尤其年轻人肾癌多见。②静脉尿路造影，静脉尿路造影是常规检查方法，由于不能显示尚未引起肾盂肾盏未变形的肿瘤，以及不易区别肿瘤是否肾癌。肾血管平滑肌脂肪瘤，肾囊肿，所以其重要性下降，必须同时进行超声或CT检查进一步鉴别。但静脉尿路造影可以了解双侧肾脏的功能以及肾盂肾盏输尿管和膀胱的情况，对诊断有重要的参考价值。③肾动脉造影：肾动脉造影可发现泌尿系统造影未变形的肿瘤，肾癌表现有新生血管，动静脉瘘，造影剂池样聚集(Pooling)包膜血管增多。血管造影变异大，有时肾癌可不显影，如肿瘤坏死，囊性变，动脉栓塞等。肾动脉造影必要时可向肾动脉内注入肾上腺素正常血管收缩而肿瘤血管无反应。在比较大的肾癌。选择性肾动脉造影时亦可随之进行肾动脉栓塞术，可减少手术中出血肾癌不能手术切除而有严重出血者可行肾动脉栓塞术作为姑息性治疗。

3.超声扫描：超声检查是最简便无创伤的检查方法，可作为常规体检的一部分。肾脏内超过1cm肿块即可被超声扫描所发现，重要的是鉴别肿块是否是肾癌。肾癌为实性肿块，由于其内部可能有出血、坏死、囊性变，因此回声不均匀，一般为低回声，肾癌的境界不甚清晰，这一点和肾囊肿不同。肾内占位性病变都可能引起肾盂、肾盏、肾窦脂肪变形或断裂。肾乳头状囊腺癌超声检查酷似囊肿，并可能有钙化。肾癌和囊肿难以鉴别时可以穿刺，在超声引导下穿刺是比较安全的。穿刺液可作细胞学检查并行囊肿造影。囊肿液常为清澈、无肿瘤细胞、低脂肪，造影时囊壁光滑可肯定为良性病变。如穿刺液为血性应想到肿瘤，可能在抽出液中找到肿瘤细胞，造影时囊壁不光滑即可诊断为恶性肿瘤。肾血管平滑肌脂肪瘤为肾内实性肿瘤，其超声表现为脂肪组织的强回声，容易和肾癌相鉴别。在超声检查发现肾癌时，亦应注意肿瘤是否穿透包膜、肾周脂肪组织，有无肿大淋巴结，肾静脉、下腔静脉内有无癌栓，肝脏有无转移等。

4.CT扫描：CT对肾癌的诊断有重要作用，可以发现未引起肾盂肾盏改变和无病状的肾癌，可准确的测定肿瘤密度，并可在门诊进行，CT可准确分期。有人统计其诊断准确性：侵犯肾静脉91%，肾周围扩散78%，淋巴结转移87%，附近脏器受累96%。肾癌CT检查表现为肾实质内肿块，亦可突出于肾实质，肿块为圆形，类圆形或分叶状。

多囊肾的诊断要点和检查要点有什么？

1.尿常规。早期无异常，中晚期时有镜下血尿，部分患者出现蛋白尿。伴结石和感染时有白细胞和脓细胞。

2.尿渗透压测定。病变早期仅几个囊肿时，就可出现肾浓缩功能受损表现，提示该变化不完全与肾结构破坏相关，可能与肾脏对抗利尿激素反应不良有关。肾浓缩功能下降先于肾小球滤过率降低。

3. 血肌酐。随肾代偿能力的丧失呈进行性升高。肌酐清除率为较敏感的指标。

4. KUB平片。显示肾影增大，外形不规则。

5. IVP显示肾盂肾盏受压变形征象，肾盂肾盏形态奇特呈蜘蛛状，肾盏扁平而宽，盏颈拉长变细，常呈弯曲状。

6. B超显示双肾有为数众多之暗区。

7. CT显示双肾增大，外形呈分叶状，有多数充满液体的薄壁囊肿。

8. 肾核素检查：γ-闪烁扫描将显示增大的肾影中有许多无血管的“冷点”。基因分析：近年来应用3-HVR、PGR及24-1等DNA探针，用用连锁分析法诊断囊肿基因极为可靠，可检出杂合子亲属成员和无症状者。

治疗篇

生理性血尿需要治疗吗？

生理性血尿即运动性血尿，对运动后出现的血尿应当引起重视，需要暂时停止运动进行必要的检查以明确诊断。如果是运动性血尿，可以暂时调整运动量，多数可痊愈，一般没有后遗症。运动性血尿没有特殊治疗方法，可以服止血药，休息直到血尿消失。以后运动时要从小运动量开始逐渐增大，以提高全身及肾脏对运动的耐受力。

骑跨伤后尿道滴血怎么处理？

骑跨伤为闭合性（钝性）前尿道损伤。至少75%前尿道损伤的患者会有尿道外口出血，尿道出血程度和尿道损伤程度不一定一致。

若患者为钝性不完全性前尿道损伤，伤后首先尝试留置导尿管，可采用膀胱镜下置管，置管后可起到对尿道压迫止血的作用，部分患者留置导尿管后尿道内腔可自行修复而无须进一步处理。若置管失败，患者和医疗条件许可下也可急诊行尿道端-端吻合术。若患者和医疗条件不允许，可行耻骨上膀胱穿刺造瘘或开放手术造瘘来分流尿液。

若患者为钝性完全性前尿道断裂，由于钝性完全性前尿道损伤往往伴有尿道海绵体较重的挫伤，局部血肿明显，急诊或早期尿道成形术也许并不优于延期手术治疗，该情况下进行简单的耻骨上膀胱造瘘也许更为适宜。

其次，尿液外渗可能会形成感染，甚至脓肿，早期的尿液分流和合理的抗生素运用可以降低感染的发生率。

妊娠期间血尿怎么办？

妊娠期血尿常见原因是尿路感染（80%）和尿路结石（13%）。妊娠期肾盂及输尿管轻度扩张，输尿管增粗及蠕动减弱，尿流缓慢，且右侧输尿管常受右旋妊娠子宫压迫，致使输尿管尿液逆流，肾盂积水，易患泌尿系感染和泌尿系结石。需要行尿液分析、泌尿系超声等检查，明确血尿原因。由于妊娠期尿路感染对母亲和胎儿都有一定的影响，因此应重视常规产前检查和治疗常规。妊娠早期（12周内）有些药物可影响胚胎，致胎儿畸形、死胎、流产。治疗原则是卧床休息，并强调卧向健侧以减轻子宫对患侧输尿管压迫或左右交替侧卧，多饮水，用药以广谱青霉素为主，足量短期，尿路感染会得以控制。

尿道损伤留置导尿后活动性出血怎么办？

尿道损伤后当尿道海绵体出现活动性出血时可首先应用全身止血药物，束扎尿道外口，使尿道内血块积聚，起到压迫止血的效果。若经保守治疗后活动性出血仍持续，可考虑行尿道损伤修补手术。

如何减少经尿道膀胱肿瘤切除术后血尿？

术后出血是经尿道膀胱肿瘤切除术的主要并发症之一。术后出血除了因术中止血不彻底或肿瘤切除不干净外，早期出血可能与痉挛的小动脉重新开放有关，晚期出血可能由于大面积电切电凝后形成的焦痂脱落引起。如出血不大，可多饮水和对症处理。如出血较多，可留置导尿管行持续膀胱冲洗，并辅以止血药物和抗菌药物，多能止血。

膀胱癌晚期合并严重血尿还能手术吗？

严重血尿的患者首先要明确患者是否存在凝血功能障碍或是否有使用抗凝药物。该类患者通常营养状况不佳，常有严重贫血，首先需纠正贫血，改善一般情况。若膀胱癌尚无远处转移，患者亦无严重合并症，仍可以考虑行根治性膀胱切除术+尿流改道术。经典的根治性膀胱切除术的手术范围包括：膀胱及周围脂肪组织、输尿管远端，并行盆腔淋巴结清扫术；男性应包括前列腺、精囊，女性应包括子宫、部分阴道前壁、附件。如果肿瘤侵犯尿道、女性膀胱颈部或男性前列腺部，或术中快速病理发现切缘阳性，则需行全尿道切除。对于性功能要求高的年龄较小男性患者，保留神经血管束可使部分患者保留性功能。女性如肿瘤没有侵犯阴道前壁可尽量保留。

而对于身体条件不能耐受根治性膀胱切除术的患者，可以选择经尿道途径切除肿瘤，术中可同时止血，术后联合外放射治疗，或联合采用顺铂为基础的化疗，或联合放、化疗。

而对于无法根治的膀胱癌患者，若肿瘤填满膀胱腔，难以行经尿道止血治疗，可行介入手术栓塞出血的血管起到止血效果。亦可予膀胱1%硝酸银或1%~2%的明矾可以达到较好的止血效果，且无须麻醉。另一种可选择的止血方法为膀胱内注入福尔马林，福尔马林浓度一般为2.5%~4%，保留30分钟。由于此法会导致疼痛，一般需要局部或全身麻醉。福尔马林灌注出现不良反应的风险高，如膀胱纤维化等。目前，这些止血方法临床应用比较少。

膀胱灌注化疗引起血尿怎么办？

膀胱灌注化疗引起的血尿多为出血性膀胱炎，是由于药物产生对膀胱的急性或慢性损伤，导致膀胱广泛炎症性出血。首先应立即停用治疗原发病的药物。多饮水、勤排尿，减少药物浓度和与膀胱接触的时间。需行泌尿系B超及膀胱镜尿道镜检查，排除占位性病变。可应用全身止血药物。可留置导尿管行间断或持续膀胱冲洗，预防膀胱内血块形成。冲洗液中科加入纤维蛋白溶解抑制药6-氨基己酸，控制难治性膀胱出血。更为严重者，可用1%~2%明矾溶液、硝酸银、凝血酶和前列腺素等进行膀胱灌注，有一定止血作用。1%铝铵溶液或铝的钾盐溶液持续冲洗膀胱可减轻局部水肿、炎症和渗出。出血严重时刻考虑介入双侧髂内动脉栓塞术止血。

泌尿系结石术后血尿形成大量血块怎么办？

泌尿系结石是泌尿系统各部位结石病的总称，是泌尿系统的常见病。根据结石所在部位的不同，分为肾结石、输尿管结石、膀胱结石、尿道结石。其中肾结石和输尿管结石为上尿路结石，膀胱结石和尿道结石为下尿路结石。上尿路结石手术一般会留置双J管起着输尿管支架及引流作用，留置双J管期间因肾脏的活动度与尿路黏膜摩擦导致血尿，如未出现血块不需治疗，可多饮水及减少活动即可缓解；如出现血块且减少活动无改善，可考虑提前拔除双J管。经皮肾镜取石术后大量血块应考虑肾小动脉损伤可能，必要时可考虑介入治疗，严重者应及时再次手术止血。下尿路结石（膀胱及尿道结石）术后较少出现大量血块，如出现大量血块应排除膀胱破裂的可能。

经皮肾镜取石术会导致失血性休克吗？

经皮肾镜取石术穿刺由皮肤经肾脏实质进入肾盂肾盏，而肾脏实质血供极为丰富，泌尿外科医生常常借助超声或X线定位在肾脏少血管区穿刺进入肾盂肾盏。但部分患者肾脏结构、位置及血管的变异，使得穿刺通道损伤肾脏小动脉导致出血较多，如未及时诊治可导致失血性休克，此时需纠正休克的同时介入动脉栓塞止血。部分患者因凝血功能异常术后也可导致大量出血甚至失血性休克，术前应完善凝血功能检查并予纠正，避免术中术后大出血。

经皮肾镜取石术后如何判断造瘘管血尿情况？

经皮肾镜取石术，就是在腰部建立一条从皮肤到肾脏的通道，通过这个通道把肾镜插入肾脏，利用激光、超声等碎石工具，把肾结石击碎取出。经皮肾镜取石术常规留置肾造瘘管，造瘘管可引流尿液、脓液及观察术后出血情况，也可通过造瘘管形成的瘘道进行二次取石手术。术后造瘘管可见血尿，正常情况下为淡红色，其主要成分为尿液。如术后出血深红色或者大量血块应怀疑肾血管破裂出血，严重时应及时行高选择性肾动脉栓塞止血。

经皮肾镜取石术后是否应常规夹闭造瘘管？

经皮肾镜取石术主要针对肾盂肾盏及输尿管上段结石，术后常规留置肾造瘘管，部分能一次取净结石并且没有合并感染的患者可不留置肾造瘘管。留置造瘘管利于引流感染尿液或肾积脓，便于观察术后引流尿液颜色，如出现严重情况可以及时处理。术后观察肾造瘘管发现尿色深红，如考虑为静脉出血可夹闭造瘘管，大部分患者可因肾盂压力增高出血较少。如考虑为动脉出血夹闭造瘘管效果不佳，可考虑行动脉栓塞止血治疗。

经尿道前列腺手术后血尿多严重需要急诊手术治疗？

经尿道前列腺切除术是指使用前列腺电切设备通过尿道进入至尿道前列腺部将梗阻尿道的增生前列腺切除至前列腺外科包膜进而解除尿路梗阻改善排尿困难症状的一种手术方法。前列腺分为外周带、中央带、移行带和尿道周围腺体区。前列腺增生发生于移行带和尿道周围腺体区，所以经尿道前列腺切处一般需要将前列腺增生突出导致尿路梗阻的部位充分切除，故其切除面积较大，而增生的前列腺腺体血供更加丰富，出血的风险会增加。前列腺切除后一般采用电凝将出血部位及开放的血管充分电凝止血，在观察无明显出血后结束手术。术后留置三腔尿管行膀胱冲洗，术后冲洗颜色淡红为正常现象可继续观察病情变化，但患者冲洗颜色较深红时需注意可能存在出血点，此时可以将尿管气囊增大并牵拉尿管，使增大的气囊压迫膀胱颈部达到止血目的，并且可以给予止血药物肌内注射及静脉滴注，之后观察冲洗颜色是否改善，若患者出现明显的膀胱痉挛，彩超发现膀胱内巨大血块或者患者出血量较大，血红蛋白明显降低出现休克表现时应急诊行经尿道再次手术充分止血并冲出膀胱内血块。

前列腺手术后为什么需要膀胱冲洗？

经尿道前列腺电切手术后，会对患者进行等渗生理盐水膀胱冲洗治疗，这是因为患者行前列腺切除术后，前列腺创面较大，表面仍会渗出血液，或因止血不充分而仍有一些血管仍处于开放状态而出血，如冲洗不能及时有效，在膀胱内极易形成较大的血凝块堵塞引流管，造成尿管引流不畅，膀胱内压增高，刺激膀胱黏膜及膀胱颈诱发膀胱痉挛，而膀胱痉挛又使出血进一步加重，从而形成恶性循环。且药物对血凝块引起的膀胱痉挛疼痛效果不佳，只有清除血凝块症状才能缓解。若术后膀胱冲洗颜色略红可不必过分担忧，因为前列腺术后前列腺切除创面较大，冲洗液冲刷刚刚手术后的创面往往会出现稍红的洗肉水样冲洗液流出。

前列腺癌根治术后患者误拔导尿管会有什么结果？

前列腺癌根治术后留置的管子包括导尿管和引流管，前者从阴茎处置入引流膀胱的尿液，后者从腹部置入引流手术区域的组织液。通常在前列腺癌根治术后1~2周可拔出导尿管。患者提早拔出导尿管可发生吻合口破裂、血尿、尿道损伤、漏尿，甚至术后尿道狭窄等可能，如提早拔出后可再次留置导尿管，如无法留置导尿管应行耻骨上膀胱造瘘。

患者暴力拔出尿管血尿怎么办？

目前使用的尿管均为双腔尿管或三腔尿管，双腔尿管有两个通道，一个通道为引流尿液通道，而另一通道为固定尿管的气囊通道，将尿管植入膀胱后采用注射器将气体或盐水通过气囊通道注入，一般为5~10ml为宜。注入后尿管膀胱端会膨出气囊，轻轻牵拉可感觉到气囊固定于膀胱颈处而无法拔出尿管。患者暴力拔出导尿管将损伤尿道，从而导致严重血尿、尿道水肿等症状，通常血尿症状较严重，应立即行导尿术，观察血尿是否停止，如血尿停止应行留置尿管1周以上，如未停止应增加气囊容量至15~20ml，并末端以无菌纱布牵拉导尿管，或可加用血凝酶，血尿较重时可给予持续膀胱冲洗避免膀胱内形成血块。

膀胱憩室合并血尿怎么办？

多数情况下膀胱憩室因伴有感染、结石而导致血尿，个别病例伴有憩室内膀胱恶性肿瘤引起血尿。主要是解除下尿路梗阻，控制感染，碎石取石。目前倾向首先经尿道行憩室颈口切开术，以引流憩室内尿液。如效果不好，再考虑开放或腹腔镜下行憩室切除，如憩室巨大，输尿管口靠近憩室或在憩室内开口，则须做憩室切除，行防反流的膀胱输尿管再植术，并注意修复输尿管口膀胱部的肌肉缺损。憩室小不必切除，出现血尿可以口服抗生素，有结石则可以碎石取石，若伴有肿瘤生长需根据病情给予相应手术治疗。

前列腺术后膀胱内巨大血块怎么办？

膀胱内巨大血块一般由以下几种情况下发生。

1.前列腺电切术后或膀胱肿物电切术后止血不充分，术后手术创面持续出血致膀胱内形成较小的血块，小血块持续刺激膀胱或将尿管堵塞后膀胱持续冲洗不通畅，导致血块量进行性增加，膀胱痉挛持续加重，形成恶性循环，最终膀胱内形成巨大血块。

2.前列腺增生或泌尿系肿瘤患者慢性出血且尿量较少膀胱内出血不能及时排除，致膀胱内血块逐渐加大形成巨大血块。

3.因其他原因长期口服阿司匹林或氯吡格雷等抗凝血药物致膀胱或上尿路出血，膀胱内逐渐形成巨大血块无法排出。

膀胱内血块为泌尿外科疾病的一种常见症状，患者常表现为明显的下腹胀痛不适、膀胱持续痉挛、膀胱刺激征、导尿管内冲出血块血条、导尿管冲洗不通畅，甚至是尿管堵塞等。临床治疗上除对病因治疗外，常应用导尿管法、膀胱镜法或肾镜法等清除膀胱内血块。

导尿管法是置入金属导尿管后用注射器反复冲洗膀胱即可抽出碎血块，若血块较小或形成时间不长时治疗效果较好。膀胱镜法是指将膀胱镜置入膀胱后通过膀胱镜鞘注入生理盐水，反复冲洗彻底清除膀胱内血块。肾镜法是肾镜联合超声负压吸引清除膀胱血凝块。血块清除后仍有活动性出血则应镜下找到出血点电凝止血，继续持续膀胱冲洗避免再次形成血块。前列腺电切镜法是指当膀胱内血块形成后贴附着于前列腺窝或膀胱黏膜壁，以上三种方法无法彻底清除血块时，通过前列腺电切镜充分观察膀胱内血块情况电切环将血块充分切碎后冲出，找到出血点彻底止血。手术结束后继续持续膀胱冲洗避免再次形成血块。

耻骨上膀胱造瘘术后血尿如何处理？

耻骨上膀胱造瘘术是指在尿道梗阻后因无法通过尿道置入尿管时，根据具体情况在局部麻醉的状态下于耻骨上方两横指处通过膀胱穿刺造瘘器行膀胱穿刺术置入膀胱内并留置尿管的一种解除无法排尿的治疗手段。在耻骨上膀胱作造瘘术以引流膀胱内尿液到体外，可暂时性或永久性地解决患者的排尿困难。一些特殊情况下可以避免经尿道放置导尿管刺激、影响膀胱或尿道阴道瘘修补伤口的愈合等。术前准备不充分、术后处理不及时是造成并发症的另一个原因。在治疗性的耻骨上膀胱穿刺造瘘术中，必须要进行良好的术前准备。对于血小板较低的患者也要在用药或者成分输血治疗后才能穿刺造瘘，减少术后出血的机会。急诊进行耻骨上膀胱穿刺造瘘术时，不能进行较好的术前准备，在行造瘘后早期必须严密观察引流管的通畅情况、尿液的颜色、穿刺部位周围和腹部的症状和体征以及脉搏、血压。如果引流管持续引流出脓、血尿，血凝块反复堵管，甚至血压下降都提示有活动性出血，必须积极输血补液，必要时及时手术探查。过度充盈的膀胱可能因穿刺引流后压力骤减而继发出血，穿刺后必须分次排出尿液。但是分次排尿的间隔时间不能过长，否则会引起尿外渗。如果用分离式套管穿刺针，穿刺后可以直接把导尿管置入膀胱，把导尿管的气囊向腹壁牵拉就能够防止尿外渗。术前留置导尿者，在穿刺造瘘后不要立即拔除，待病情平稳后再拔除。因为如果发生出血利用导尿管还可以进行冲洗。

急性前列腺炎合并血尿怎么办？

前列腺炎分急性前列腺炎、慢性前列腺炎及前列腺痛。其中以慢性前列腺炎多见，而急性前列腺炎是由细菌感染导致前列腺急性细菌性炎症，如进一步发展形成脓肿，症状较重。患者多突然发热、寒战、乏力及全身不适，并出现恶心、呕吐等症状，前列腺肿大明显时引起排尿困难、尿潴留，甚至排便困难。有时出现排尿到最后肉眼血尿、尿痛，此时提示前列腺炎症波及后尿道，甚至导致急性膀胱炎（尿频、尿急、尿痛）。急性前列腺炎的治疗需使用敏感有效抗生素，开始时患者发热、寒战、厌食，需静脉使用抗生素，当患者全身症状改善，体温及验血正常时可口服抗生素，治疗疗程4~6周。当急性前列腺炎得到有效控制，血尿也随之改善及消失。

前列腺按摩后血尿需要治疗吗？

前列腺按摩使用于诊断和治疗慢性前列腺炎，临床上考虑慢性前列腺炎时，采用前列腺按摩获取前列腺液进行实验室检查，由于按摩及炎症的原因，前列腺按摩后查尿常规有显微镜下红细胞升高，提示显微镜下血尿，这种情况是不需要进行特殊治疗。按摩后肉眼血尿少见，如前列腺按摩后出现肉眼血尿则需排除凝血功能异常及相关疾病（如前列腺恶性肿瘤，前列腺囊肿等），进一步查血常规、凝血功能及前列腺彩超甚至前列腺磁共振等，并针对相关疾病进行治疗。

放疗后顽固性血尿如何治疗？

放疗是导致放疗后泌尿系统并发症的主要原因，宫颈癌放疗后泌尿系统并发症的发生，已经越来越受到人们的重视。对于放射性尿路损伤，目前尚无满意的治疗措施。主要为对症处理，对放射性膀胱炎血尿患者采用保留尿管(保持膀胱空虚)、抗炎、解痉、碱化尿液、止血药物、激素等对症保守治疗。明显血尿者采用经尿道电灼止血后均明显好转。少数病例症状出现反复，主要与膀胱放射损伤程度及患者的个体因素有关。顽固性放射性出血性膀胱炎临床症状多为缓慢进行性发展，表现为膀胱容量小、血尿、膀胱刺激症状。目前还没有特效的治疗方法，常采用止血剂及膀胱内药物灌注，多数灌注药物以破坏膀胱黏膜为主，效果短暂，文献报道对顽固性放射性出血性膀胱炎，采用高压氧治疗有明显疗效。高压氧能提高组织内氧浓度，促进新的血管形成和健康肉芽组织增生，在缺血组织内可促进损伤组织愈合和改善免疫功能。Blanco等报道可用双腔湿性结肠造口术做尿流改道治疗放射性出血性膀胱炎。

盆腔手术后血尿怎么办?

盆腔手术后出现血尿要排除术中损伤膀胱或输尿管的可能。进一步行尿液分析、B超、静脉尿路造影检查，如果发现造影剂外渗，盆腔引流管引流出较多色清尿液，需要考虑膀胱或输尿管损伤。需要进一步留置导尿管、输尿管支架或手术修补治疗。

直肠癌合并血尿怎么办?

直肠癌合并血尿首先考虑是否存在泌尿系统本身的一些疾病，如泌尿系感染、泌尿系结石、泌尿系原发肿瘤及男性的前列腺增生等疾病，或者是否有直肠癌的侵及转移，由于直肠的位置与膀胱相毗邻，故直肠癌直接侵犯尿道或者膀胱均可能引起肉眼血尿或镜下血尿。所以直肠癌合并血尿应行全面的相关检查明确血尿原因行并做针对性治疗。若为泌尿系统疾病应行相应的抗感染、碎石或切除原发肿瘤等治疗，若为直肠癌侵及转移则应联合放化疗、生物免疫治疗等，提高机体免疫力，缓解症状，改善患者身体状况，有效延长患者带癌生存期。

预防保健篇

运动后血尿如何预防？

出现肉眼可见的轻微血尿或尿潜血指标增加后，确定无其他病理性问题，可正常训练，但运动量和强度要降低。

多数情况下，运动性血尿出现在激烈运动后，人体并无其他症状和不适。血尿持续时间一般不超过3天，最长不超过7天。出现血尿时，通常情况下不需要治疗，可以通过降低运动负荷、休息，一般可自然恢复。

如果血尿情况经常反复出现并排除病理性的问题，说明阶段性的运动负荷过大，需要拿出足够的时间让身体恢复（通常以月为单位），可以进行慢跑，跑量建议为正常训练量的20%。

血尿的预防，主要还是在于运动负荷的控制。

训练和比赛要量力而行，不要盲目超出自身的承受能力；增加跑量要在完全适应前期训练的基础上，且运动量增加的同时一定要控制好强度不能太高；不提倡过于频繁地进行大量大强度运动（如连续参加比赛，频繁进行间歇跑、乳酸门槛跑等等），提倡大、小负荷交替。

蚊虫叮咬感染登革热出现血尿如何预防？

1.管理感染源 地方性流行区或可能流行地区要做好登革热疫情监测预报工作，早发现，早诊断，及时隔离治疗。应尽快进行特异性实验室检查，识别轻型患者。对可疑患者应进行医学观察，患者应隔离在有纱窗纱门的病室内，隔离时间应不少于5日。加强国境卫生检疫。

2.切断传播途径防蚊、灭蚊是预防本病的根本措施。改善卫生环境，消灭伊蚊滋生地，清理积水。喷洒杀蚊剂消灭成蚊。

3.保护易感人群提高人群抗病力，注意饮食均衡营养，劳逸结合，适当锻炼，增强体质。在流行期间对易感人群涂布昆虫驱避剂，以防蚊虫叮咬。

性生活后血尿如何预防？

1.调节性生活，不要频繁，并应注意性生理卫生，以防止前列腺的过度充血及生殖器官感染的发生。

2.对于急性的泌尿生殖系感染，如急性前列腺炎、急性附睾炎、急性精囊炎等，应给予积极彻底治疗，防止其转为慢性前列腺炎。

3.多饮水，不憋尿，以保持尿路通畅，并有利于前列腺分泌物的排出。

4.忌烟酒，不吃辛辣刺激性食物。注意生活起居，养成良好生活习惯，防止过分疲劳，预防感冒，并进行有效的身体锻炼。

5.对于已治愈的慢性前列腺炎患者，还应每晚热水坐浴，以改善前列腺的血运，防止炎症复发。

慢性肾炎如何预防？

1.平衡膳食。大量的动植物性蛋白质，最后的代谢产物尿酸及尿素氮等都需由肾脏负责排除，故暴饮、暴食将增加肾脏负担。通过平衡膳食，减少肾脏负担

2.适当多饮水、不憋尿。尿在膀胱里太久很容易繁殖细菌，细菌很可能经由输尿管感染到肾脏，每天充分喝水随时排尿，肾脏不易被感染、不易形成结石。

3.有计划坚持每天体力活动和体育锻炼，控制体重，避免感冒，戒烟限酒。

4.避免滥用药物，多种药物、化学毒物均可导致肾脏损害。

5.妇女怀孕前最好检查有无肾脏病及肾功能情况，如果有相当程度的肾脏病时(有时自己都不知道)，要与肾脏专科医师研讨可否怀孕。否则盲目怀孕，肾脏病可能很快恶化引起肾功能不齐全。

6.每年定期检查尿常规和肾功能，也可同时做肾脏B超检查。了解疾病的家族史，从而对肾脏疾病早期发现，早期治疗。

7.对高危人群，即患有可能引起肾损害疾患(如糖尿病、高血压病等)的人群进行及时有效的治疗，防止慢性肾病发生。

肾癌如何预防？

1.戒烟、戒酒，避免放射线侵害，防治滥用激素。对长期接触金属铺的工人、报业印刷工人、焦炭工人、干洗业和石油化工产品工作者应加强防护。减少化学性致癌物质的接触，是预防本病不可忽视的措施。

2.积极开展防癌宣传，普及防癌知识，做到对肾肿瘤的早期诊断、早期治疗，这是决定本病治疗效果及预后的关键。

3.养成良好的卫生习惯，不食用霉变腐烂腌制食品，减少高糖、高脂肪食物的摄入。宜用清淡饮食，适当进食鱼、鸡蛋及少量动物瘦肉。

4.肥胖、糖尿病及患有原发肾病等高危患者应提高警惕，定期复查，做到早预防，早诊断，早治疗。

6.术后康复患者应定期复查，每1~3月复查一次，情况良好者每半年到一年复查一次，并坚持综合治疗。

7.加强体育锻炼，增强抗病能力。

8.保持乐观的人生观，稳定情绪，提高生活质量。

肾挫伤合并血尿应绝对卧床多久？

保守治疗为绝大多数肾损伤患者的首选治疗方法。肾脏闭合损伤的患者90%以上可以通过保守治疗获得治疗效果。下列情况可进行保守治疗：①Ⅰ级（类型为挫伤及包膜下血肿，无实质损伤）和Ⅱ级（类型为局限于腹膜后肾区的肾周血肿、肾实质裂伤深度不超过1.0cm，无尿外渗）肾损伤推荐性保守治疗；②Ⅲ级（肾实质裂伤深度超过1.0cm，无集合系统破裂或尿外渗）肾损伤倾向于保守治疗；③Ⅳ级（肾损伤贯穿肾皮质、髓质和集合系统，肾动脉、静脉主要分支损伤伴出血）和Ⅴ级（肾脏碎裂、肾门血管撕裂、离断伴肾脏无血供）肾损伤少数可行保守治疗，此类损伤多伴有合并伤，肾探查和肾切除率均较高。保守治疗要求绝对卧床休息2周以上，建议留置导尿，以便观察尿液颜色。需补充血容量，保持充足尿量，维持水电解质平衡。密切观察血压、脉搏、呼吸及体温变化。使用广谱抗生素预防感染。使用止血药，必要时应用镇痛、镇静药物。定期检测血、尿常规及行B超检查，必要时可重复CT检查。有肿块者，准确测量并记录大小，以便比较。

预防血尿要注意哪些问题？

血尿患者在平时应该养成多饮水习惯。避免剧烈运动，注意劳逸结合。积极治疗相关泌尿系统疾病如结石、炎症等疾病。如果从事橡胶、塑料、染料等工作应该注意保健、防护工作。在平时生活工作中，尽可能不要使膀胱高度充盈，应该及时地进行排尿，减少尿液在膀胱存留的时间过长。戒烟酒，不食用刺激性的食物，禁食辣椒、葱、生蒜，腥辣等食物。因为血尿多数是一个不严重的症状，患者不应该极度的恐惧，应该及时进行正规的治疗。

预防泌尿系结石要注意哪些问题？

目前，随着人们生活水平的不断提高，其结石的发病率也在不断增高，虽然现在泌尿结石的情况在不断地上升，但是只要我们从生活中多加注意，就能起到预防的作用。

生活预防

注意膳食结构，尿石的生成和饮食结构有一定的关系。因此，注意调整膳食结构能够预防结石复发。根据尿石成分的不同，饮食调理应该采取不同的方案。如草酸钙结石患者宜少食草酸钙含量高的食品，如菠菜、西红柿、马铃薯、草莓等。

治疗引起泌尿系结石的某些原发病甲状旁腺功能亢进（甲状旁腺腺瘤、腺癌或增生性变化等）会引起体内钙磷代谢紊乱而诱发磷酸钙结石。这样，就需要先治疗甲状旁腺疾病。尿路上的梗阻性因素，如肿瘤、前列腺增生以及尿道狭窄等会造成尿液蓄积，引起尿液“老化”现象。尿中的有机物沉积“老化”后，就可能增大而变成非晶体的微结石。所以，治疗引起泌尿系结石的某些原发病对于预防结石复发也非常重要。

预防和治疗泌尿系感染。泌尿系感染是尿石形成的主要局部因素，并直接关系到尿石症的防治效果。

服用中药每隔一定时间，用中药金钱草和海金沙泡水服，有利于排出体内细小的结石。如果条件允许，也可找中医师根据自己的病情开一张简洁的中药处方泡服。

多饮水。应该养成多喝水的习惯以增加尿量，称为“内洗涤”，有利于体内多种盐类、矿物质的排除。当然，应该注意饮水卫生，注意水质，避免饮用含钙过高的水。

多活动。平时要多活动，如散步、慢跑等。体力好的时候还可以原地跳跃，同样有利于预防泌尿系结石复发。

饮食预防

泌尿系结石是泌尿系统的常见病，包括肾结石、输尿管结石、尿道结石和膀胱结石。肾结石是由草酸钙组成的化学物质，可引起肾绞痛。目前，医生建议采用减少饮食中钙摄入量的方法来预防肾结石的复发。

根据结石的成分调节饮食结构，决定预防结石的饮食。

尿酸结石应采用低嘌呤饮食，膀胱酸结石应采用低蛋氨酸饮食。水果、蔬菜能使尿液转为碱性，对防止尿酸和胱氨酸结石较好，肉类食物使尿呈酸性，对防止感染结石较好。

对磷酸结石采用低钙、低磷饮食，含钙肾结石宜避免高钙、高盐、高草酸、高动物蛋白、高动物脂肪及高糖饮食。

采用高纤维饮食，一般认为患者有肾结石的患者最好能少吃盐和动物性蛋白，坚持大量饮水，保持尿量在2000~3000毫升/天，这样不但起到预防肾结石复发的作用，还能保证钙摄入量，对身体其他方面都有好处。